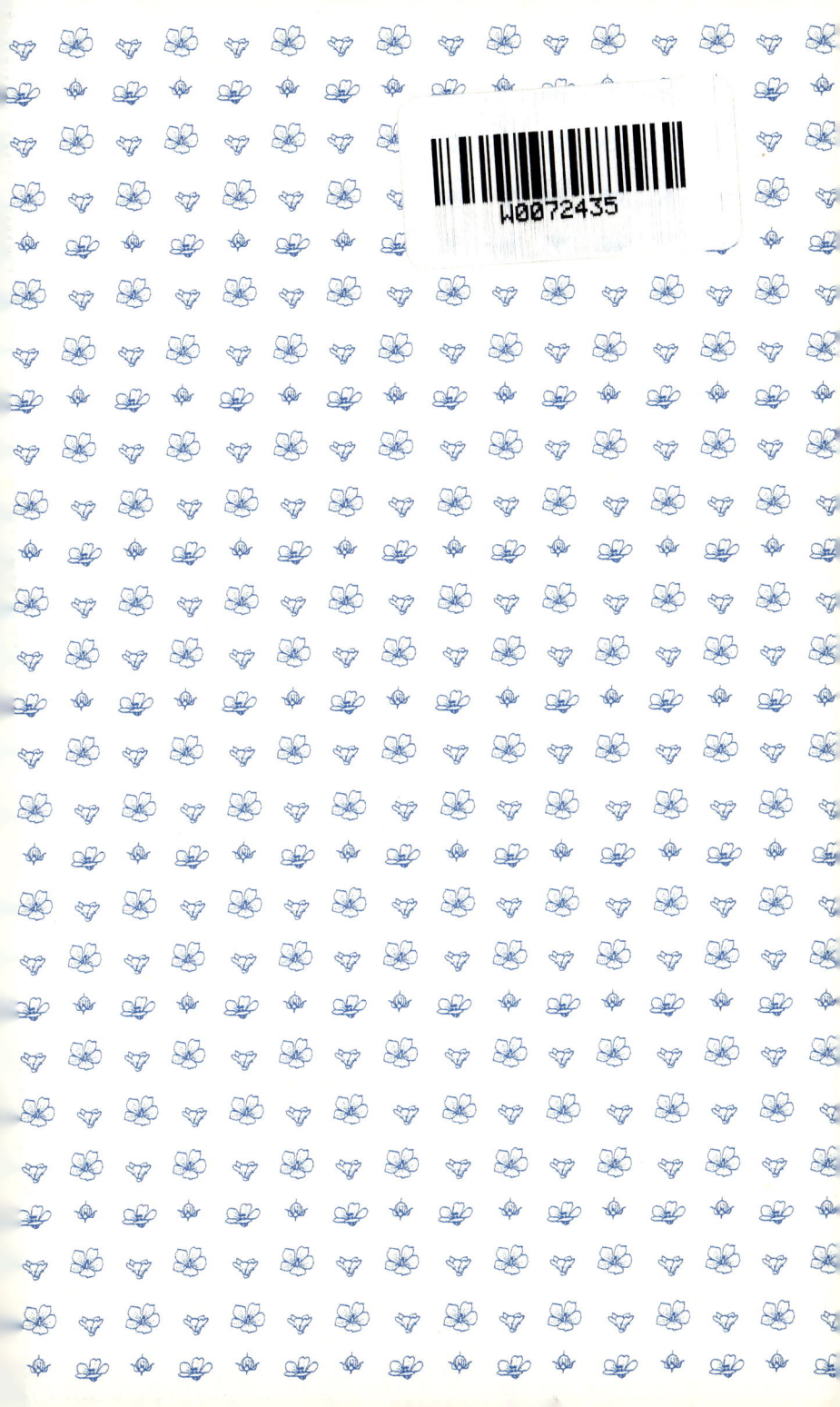

Hans-Ulrich Grimm

Leinöl macht glücklich

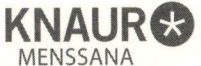

Hans-Ulrich Grimm / Bernhard Ubbenhorst

Leinöl macht glücklich

Das blaue Ernährungswunder

Unter Mitarbeit von Maike Ehrlichmann
Mit Fotos von Joachim E. Röttgers

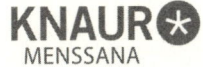

KNAUR ✹
MENSSANA

Besuchen Sie uns im Internet:

www.mens-sana.de

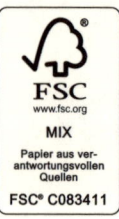

© 2012 Knaur Verlag

Ein Unternehmen der Droemerschen Verlagsanstalt

Th. Knaur Nachf. GmbH & Co. KG, München.

Umschlaggestaltung: deblik, Berlin

Umschlagabbildung: Joachim E. Röttgers

Gestaltung und Satz: deblik, Berlin

Druck und Bindung: CPI books GmbH, Leck

ISBN 978-3-426-65696-9

8 7 6 5 4

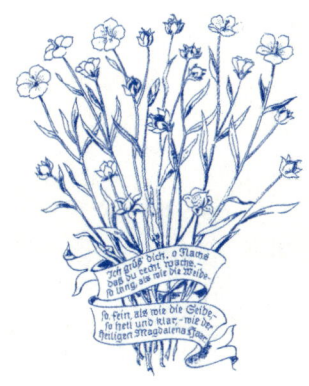

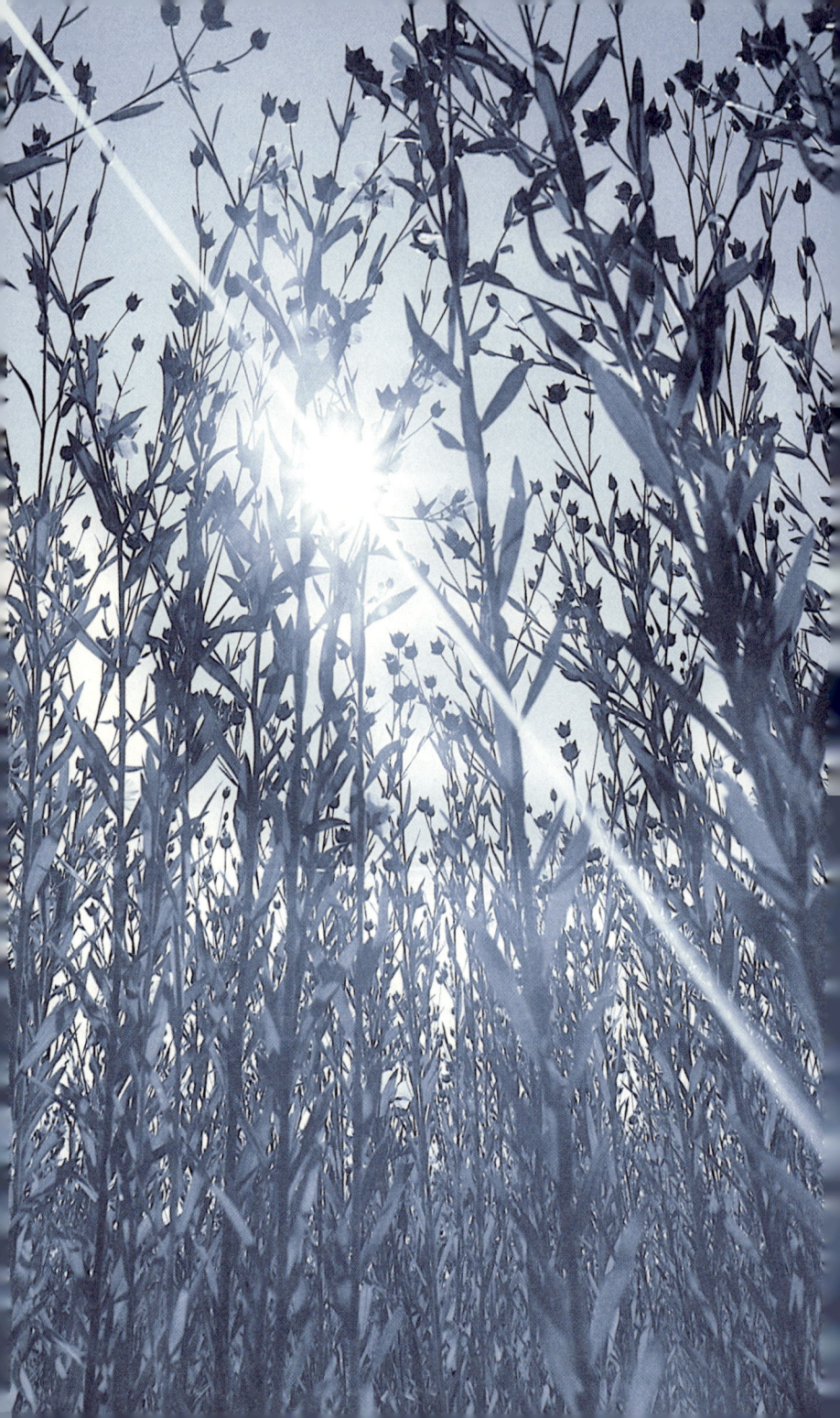

Magische Anmut

Die vielen Talente des Leins

/ Ein Wellnesstempel im Leinöl-Paradies / Je frischer, desto besser
/ Ur-Stoff der Zivilisation / Warum sich die großen Agrokonzerne
neuerdings rührend um eine zarte Pflanze kümmern / Lein macht reich

Es ist ein sehr feines Hotel, überaus geschmackvoll eingerichtet,
hell, freundlich, mit warmen Farben. Terrakotta auf dem Boden,
ein Brunnen beim Empfang, Farne und Buchsbaum in Tontöpfen.
Es könnte in Kalifornien stehen, in Italien oder Frankreich. Es
ermöglicht ein angenehmes Leben, verheißt Ruhe, Entspannung
und Schönheit: ein riesiger Wellnesstempel mit japanischem Pool,
einem Meditationsraum mit Kaminfeuer, bequemen Sofas mit ku-
scheligen Kissen. Blaue Wände sowie Kunst in der Küche – und
ein Tisch, der zu den begehrtesten gehört im ganzen Haus, weil die
Gäste den Köchen direkt in die Töpfe gucken können. Exquisite
acht Gänge gibt es hier, »und wir lassen keinen raus, bevor er nicht
aufgegessen hat«, flachst Küchenchef Oliver Heilmeyer.
Jetzt steht auf dem Tisch ein blaues Kännchen aus Keramik, darauf
in großen Lettern: LEINÖL. Daneben eine Schale mit Quark, darin ein Fleckchen, das golden schimmert: Leinöl. Das kriegen die
Gäste, die länger hier sind, jeden Tag.
»Das ist hier Tradition. Das ist hier allgegenwärtig«, sagt Heilmeyer. Wer in den Spreewald kommt, kommt automatisch damit
in Berührung.« Als er hierherkam, nahm er die Herausforderung
an: »Das haben wir von Anfang an hier verwendet.«
Er hat dann Leinöl mit Quark zubereitet und auch das Gemüse zu
dünnen Streifen geschnitten: »Kohlrabispaghetti mit Leinöl« nennt
er die Kreation. Es gibt auch eine Linsenvinaigrette und sogar ein
Leinöleisparfait (siehe Anhang 5: Man nehme …).

*Volle Kanne Lein: Der Chefkoch Oliver Heilmeyer
mit seinem Lieblingsöl im Spreewald-Kahn*

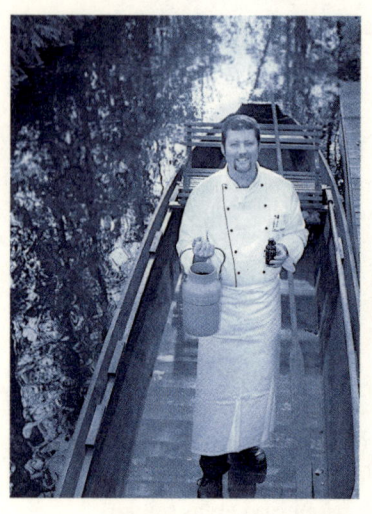

Das Hotel steht in der Gemeinde Burg im Spreewald, jener schönen Gegend südöstlich von Berlin, wo überall Wasserflächen glitzern, wo die Sonne durch Bäume strahlt, in der es noch Urwälder gibt mit Eichen, Buchen, Erlen, und ungezählte Kanäle, natürlich entstanden oder von Menschenhand angelegt. Früher sind die Bauern auf diesen Kanälen zu ihren Feldern gefahren; noch heute gebe es Felder, die nur auf dem Wasserweg erreichbar sind.

Der Spreewald ist das Leinöl-Paradies. Hier gibt es seit Jahrhunderten Lein, und alle lieben ihn. Rebecca Birkner, die junge Chefin des Wellnessbereiches in jenem Hotel, sagt: »Das ess ich zu Hause auch immer.« Man gab es auch als Arznei, auf Anraten der Oma: »Wenn wir Magenschmerzen hatten, haben wir einen Löffel pur genommen. Wenn die Mandeln entzündet waren, hat man gegurgelt damit. Leinöl ist für uns ein Universalheilmittel.«

Für ihre Kundschaft setzt sie Lein zu Schönheitszwecken ein, für Bäder, aber auch für Gesichtspackungen mit Honig oder Ganzkörperpackungen mit Moos und Roiter Mineralerde: »Wir nehmen das hier zu Wellnesszwecken.«

Lein ist überall präsent: Das Hotel heißt »Zur Bleiche«. Das erinnert an die Herstellung des Linnens, das an der Sonne gebleicht wurde.

Im Ort gibt es auch das Hotel »Zum Leineweber«, wo an der Rezeption ein Spinnrad aufgebaut ist und hinten im Raum ein kleiner Webstuhl steht. Dort gibt es Gurken mit Leinöl und Schmand, und auch Ramona, die Bedienung, ist Lein-Liebhaberin seit Kindesbei-

nen – und Expertin: »Das Leinöl muss frisch sein«, sagt Ramona.
»Sonst schmeckt es nicht.«

Das ist gewissermaßen die Geschäftsgrundlage für jemanden wie
Gerd Ballaschk: »Umso frischer, umso besser isses.«

Natürlich kannte auch er schon als Kind das Leinöl: »Ich bin aufge-
wachsen mit Leinöl.« Er nahm, wie viele Kinder hier, gern ein Brötchen, tunkte es in Leinöl, danach in Zucker. Und das vor der Schule.
Es sei ja gut für die Intelligenz, wie man heute weiß.

Gerd Ballaschk war einst Maurer. Heute ist er Müller. Er hat vor
ein paar Monaten angefangen mit einer kleinen Presse, jetzt hat
er einen kompakten Container neben sein Haus auf dem Land
gestellt, in der Nähe der Gemeinde Burg, der kleinen Spreewald-
Metropole.

Edelstahlspüle, Edelstahlbehälter, Säcke mit Saat. Kleine, saubere
Flaschen, auf dem Etikett steht: »Naturbelassen und kalt gepresst.
Leinöl aus dem Spreewald.«

»Das ist der größte Vorteil, dass ich als kleiner Hersteller überleben
kann, weil es wirklich frisch ist. Das ist beim Leinöl das A und O.«

Er verkauft sein Öl, sorgsam kalt gepresst, auf Märkten, aber auch
direkt an Kunden. Er hat eigentlich einen Jeansladen in der Orts-
mitte. Seine Ölmühle »war nur so ein bisschen als Hobby gedacht.«
Doch das Geschäft expandiert und sprengte alle Erwartungen:
»Jetzt hab ich schon Anrufe aus Bonn, aus Hamburg, aus Berlin,
aus der ganzen Bundesrepublik.«

Auch die Straupitzer Mühle ganz in der Nähe, eine alte Windmühle, die jetzt wieder in Betrieb ging, verschickt ihr Leinöl republik-
weit. Klaus Rudolph, ehemaliger Lehrer, ist der Chef dort, er beliefert ganz Deutschland. In seiner Ölmühle hängt eine Karte mit
Dutzenden von Städtenamen, von Aschersleben über Bonn, Berlin
und Bottrop bis Vogt im Allgäu und Zittau in Sachsen.

Dass Leinöl gesund ist, wissen die Spreewälder seit Jahrhunderten.
»Das ist hier ein Grundnahrungsmittel«, sagt Rudolph.

Der Volksmund sagt: »Leinöl mit Quark macht den Spreewälder stark. Quark alleene macht krumme Beene.«

Doch die Weisheit ist auch anderswo überliefert. In Oberschwaben sagen sie: »Leinöl mit Quark macht den Bauern stark.« So kennt das Elfriede Igel, die seit einigen Jahren über die Märkte im Süddeutschen zieht und mit wachsendem Erfolg Leinöl verkauft – erzeugt auf eigenem Acker in Dürmentingen, eine halbe Stunde nördlich vom Bodensee.

Die Leinkultur war einst überall verbreitet – worauf heute noch viele Wörter verweisen, die im deutschen Sprachraum gebräuchlich sind und ursprünglich aus der Sphäre des Flachsanbaus stammen: flachsen beispielsweise, durchhecheln und viele andere (siehe Anhang 2: Land des Hechelns). Die Vokabeln Lein und Flachs werden häufig synonym verwendet. Mitunter allerdings gilt Flachs als das Wort für die Faserpflanze und Lein als Bezeichnung für die Ölpflanze. (Da beide erst spät züchterisch auf Spezialisierung getrimmt wurden und botanisch eng verwandt sind, können beide Namen gleichbedeutend verwendet werden.)

Jetzt erlebt die Leinpflanze eine überraschende Renaissance. Ihre Faser, auch Leinöl und Leinsamen, starten zu einer neuen Karriere. Das Interesse an den Früchten des Leins wächst, seit sich die Kenntnisse über die gesundheitlichen Vorteile von Leinöl und Leinsamen mehren.

Die Geschichte der Menschheit ist gewissermaßen durchwoben vom Lein. Keine andere Pflanze war so bedeutend für Kultur und Zivilisation und die Entwicklung des menschlichen Geistes. Das Gewächs hat den Homo sapiens seit seinen Anfängen begleitet, über tausende von Jahren. Keine andere Pflanze ist so vielseitig, weshalb sie auch *Linum usitatissimum* genannt wird (der »überaus nützliche Lein«). Den Namen gab ihr der schwedische Botaniker Carl von Linné, als er für sein epochales Werk »Species plantarum« (»Die Arten der Pflanzen«) die Pflanzen auf Gottes Erdenrund

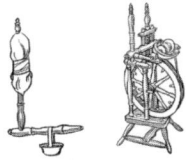

katalogisierte und benannte. Das war 1753, als das Leinen gewissermaßen im Zenit seiner wirtschaftlichen und kulturellen Bedeutung stand.

Die Produkte des Leins können als Bodenbelag dienen (in Gestalt von Linoleum) und als Schmierstoff für die menschliche Seele (als Anti-Depressivum). Leinen wärmte den Leib, in Linnen bettet der Mensch sich zur Nacht. Leinwand wurde zur Grundlage der bildenden Kunst, als Untergrund für die Farben (aus Leinöl), konserviert durch Firnis (aus Leinöl). Als Heilmittel wurden Leinöl und Leinsaat schon in der Antike eingesetzt, vom Ur-Doktor Hippokrates.

Doch erst in allerjüngster Zeit, zu Beginn des dritten Milleniums, können Wissenschaftler die Inhaltsstoffe identifizieren und Gründe benennen für die wundersamen Wirkungen des Leins.

Lein ist der Ur-Stoff der Zivilisation. Schon die Menschen in der Jungsteinzeit trugen Kleidung aus Leinen.

Leinen stand auch am Anfang der Industrialisierung: Mechanisiert wurden zuerst die Spinnereien und die Webstühle.

Leinen stand am Anfang der Globalisierung: als Stoff, aus dem die Segel waren auf den Schiffen der Entdecker.

Leinen wurde das Opfer der Industrialisierung und Globalisierung, verdrängt von Baumwolle und Mineralöl und allerlei Kunststoffen.

Jetzt, da die Mineralöl-Zeit ihren Höhepunkt überschritten hat, der Überdruss an Kunststoffen die Lust am Echten wachsen lässt, die globale Beliebigkeit den Bedarf an Heimat und Tradition befördert, scheint die Zeit reif für die Wiederentdeckung des alten Gewächses.

Denn keine andere Pflanze ist so wichtig für Wohlgefühl und Gesundheit. Leinöl und Leinsamen sind gut für Leib und Seele, für Bauchgefühl und Intellekt, den Verstand und den Verdauungstrakt. Lein, der Grundstoff der Zivilisation, wirkt wundersamerweise auch gegen die Leiden der Zivilisation: Herz- und Kreislauferkrankungen, Bluthochdruck und Diabetes, ja sogar Krebs.

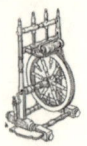

Hippokrates von Kós (460 bis 377 v. Chr.), Urvater der modernen Medizin, empfahl in Leinsamensud getränkte Umschläge als Mittel gegen Sonnenbrand und Hautausschlag.

Theophrastus Bombastus von Hohenheim, genannt Paracelsus (1494–1541), beschäftigte sich mit der Heilpflanze Lein. Auch Hildegard von Bingen (1098–1179) empfahl Lein, als Mittel gegen Gürtelrose und Verbrennungen (siehe Kapitel 3).

Erst in neuester Zeit aber gibt es auch eine wachsende Zahl von wissenschaftlichen Studien, die die gesundheitlichen Vorteile bei einer Vielzahl von Erkrankungen belegen: von der Arterienverkalkung über psychische Erkrankungen bis zur Zuckerkrankheit (siehe Anhang 1, »Heilsamer Lein«).

Die Samen des Leins enthalten bestimmte Stoffe, deren gesundheitliche Bedeutung erst in den letzten Jahren erkannt wurde: die berühmten Omega-3-Fettsäuren etwa, aber auch hormonartige Stoffe, die so genannten Lignane, und schließlich das, was Ernährungswissenschaftler »sekundäre Pflanzenstoffe« nennen, die aber sehr bedeutsam sind, etwa beim Anti-Aging.

Bisher waren allenfalls Naturheilkundler oder hartnäckige Traditionalisten auf dem Lein-Trip. Mittlerweile beschäftigen sich Naturwissenschaftler, Mediziner, ja sogar Agro-Multis mit den wundervollen Wirkungen der Pflanze.

Tierversuche, aber auch klinische Untersuchungen, etwa an der Universität von Toronto, brachten Nachweise für die Vorbeugung und Behandlung beispielsweise bei Brustkrebs.

Die kanadischen Experten Alister D. Muir und Neil D. Westcott, Autoren eines Standardwerks über Lein, meinen, dass im Lein ein »starker Rivale für Soja« als Pflanze mit gesundheitlichem Nährwert heranwachse. Sie sehen auch die historische Bedeutung der Pflanze – als Futter für die Menschheitsentwicklung gewissermaßen: »Sie brachte den verlässlichen Nachschub an Nahrung, der nötig war für die Entwicklung der westlichen Zivilisation.«

Es sind ihre vielseitigen Talente, die ihre historische Bedeutung begründeten – und jetzt auch die Renaissance der Pflanze: Sie ist Nährstoff und Medizin, Rohstoff für Kleidung, Wäsche, Aussteuer, Basis der Künste, Baustoff, Schmiermittel. So wird überall in Europa und vor allem in den USA und Kanada dem Lein der Boden bereitet.

Im Norden Deutschlands, zwischen Hamburg und Kiel, lässt die Firma Holstein Flachs schicke Leinensachen schneidern – und will jetzt expandieren, eine »Hightech-Anlage« bauen für die Flachsverarbeitung und künftig auch Zulieferer werden für die Automobilindustrie, mit speziellen Teilen, bei denen die Flachsfaser an die Stelle von Glasfaser tritt: »Darauf werden wir uns nun spezialisieren«, sagt Egon Heger, der Chef.

Im Südtiroler Pustertal in den Dolomiten lässt der Textilunternehmer Richard Vill für seine Firma, die auf einer alten Burg bei Bruneck residiert, Flachs anbauen und sogar das Garn für seine Leinensachen von Frauen in den umliegenden Dörfern spinnen.

In Österreich arbeiten wieder kleine dezentrale Ölmühlen, etwa die Ölmühle Haslach in Haslach an der Großen Mühl, 50 Kilometer von Linz. Dort, im so genannten »Mühlviertel«, einem traditionsreichen Lein-Anbaugebiet, bieten die Wirte wieder Klassiker wie »Mühlviertler Reibernudeln mit Leinöl« an oder »Leinöl-Erdäpfel« (das sind: Kartoffeln).

In der Schweiz hat sich ein Lein-Verband gebildet (TradiLin), Bauer Nicod Bernhard baut wieder Lein an, es wird zu Verkostungen eingeladen.

Und sogar die großen Agro-Multis haben die Segnungen des Leins entdeckt. In den USA und Kanada bauen sie auf riesigen Flächen Lein an, exportieren ihn in alle Welt, vor allem nach Europa. Denn die Alte Welt ist, trotz der großen Traditionen, unterversorgt und kann den Bedarf an Leinprodukten nicht decken.

So ist Lein zum Fall für das große Agro-Business geworden. Die Regierungen in den USA und Kanada unterstützen die Lein-Branche, Pharmaforscher suchen nach Wirkungen, welche die Bestandteile des Leins bei allerlei Krankheiten haben. Ein amerikanisch-kanadisches »Flax Consortium« unter Führung des US-Konzerns Archer Daniels Midland (ADM) hat ein Verfahren entwickelt, um Leinöl weiterzuverarbeiten und lignanreiche Leinsaatprodukte zu verkaufen. Vor allem Kanada, der weltgrößte Lein-Produzent, fördert Forschung und Marketing für die vielseitigste Pflanze von allen.

Alte Heilkunst und Hightech-Medizin: vereint im Lein.

Und er kann, jetzt endlich wissenschaftlich begründet, seine Heilkraft entfalten. Folgerichtig wurde der Lein von einem Verein namens NHV Theophrastus (ausführlich: »Verein zur Förderung der naturgemäßen Heilweise nach Theophrastus Bombastus von Hohenheim, genannt Paracelsus«) zur »Heilpflanze 2005« ausgerufen. Dr. Françoise Wilhelmi de Toledo, leitende Ärztin an der Buchinger Klinik in Überlingen am Bodensee, meint: »Leinöl ist einzigartig.« Bei der Buchinger-Klinik stehen im Keller unter der Küche ganze Regale voll feiner Öle.

»Leinöl kriegen unsere Patienten jeden Tag, im Müsli.«

Durch die verschiedenen Inhaltsstoffe könne das Immunsystem des Körpers gestärkt werden – der Mensch sei so besser gewappnet gegen Krankheiten und bleibe gesünder.

Auch Professor Jens Altwein, Urologe am Krankenhaus Barmherzige Brüder in München, lobt die »protektive Wirkung« des Leinöls, sogar bei der Vorbeugung gegen manche Krebsarten. Viele wissenschaftliche Untersuchungen hatten in letzter Zeit die Wirkungen bestätigt (siehe Kapitel 5).

Leinöl ist extrem gesund.

In der privaten St. Georg-Klinik in Bad Aibling in Oberbayern wird die Leinsaat mit der hauseigenen Ölmühle stets frisch gepresst.

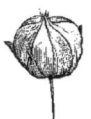

»Die Patienten bekommen das Leinöl und den Trester«, sagt Dr. Friedrich Douwes: »Der wird für sie gebacken, als Küchlein. Das ist das Beste vom Besten.«

Douwes ist Krebsspezialist und ein großer Anhänger des Leins.

»Ich habe Leinöl schon immer empfohlen.« Douwes sieht die Früchte des Leins als ganz zentral für die Entwicklung der menschlichen Gattung auf diesem Planeten an: »Der Mensch wäre nicht dahin gekommen, wo er ist, wenn er das Lein nicht gehabt hätte.«

Da hat er recht.

Lein gehört zu den wichtigsten Kulturpflanzen, die die Geschichte kennt. »Seit Menschen unseres Erdteiles Land bebauen, begleitet sie in treuer Gefolgschaft jene unscheinbare Pflanze, die in den wenigen Tagen ihrer Blüte zartesten Liebreiz und magische Anmut entfaltet«, schrieb die österreichische Nahrungs-Volkskundlerin Anni Gamerith.

Die Leinpflanze ist eine der ältesten Kulturpflanzen, sie wurde schon vor 10.000 Jahren angebaut.

Überall auf der Welt hat sie die Entwicklung der Menschheit begleitet.

Die alten Ägypter schickten ihre Pharaonen mit den Erzeugnissen des Leins auf die letzte Reise: Sie wurden nach dem Tod in Leintücher gewickelt und mit Leinöl einbalsamiert.

Der römische Gelehrte Plinius der Ältere (23 bis 79 n. Chr.) berichtet von Flachsanbau in ganz Gallien, in Spanien, Belgien, den Niederlanden. Im Laufe der Völkerwanderung wurde Leinen zur Volkstracht der Germanen.

Leinöl war im alten China gebräuchlich, auch in Indien, im Osten und im Südwesten. Öllein wird am Mittelmeer angebaut, in Nordafrika, der Türkei, auch in Südamerika.

In Äthiopien waren die Samen des Leins eine wichtige Zutat für Eintöpfe, Breie wie Porridge und auch Getränke. Geröstete, zerdrückte Leinsamen wurden zu einem Drink namens »w'et« verarbeitet. In

Linum usitatissimum

Jordanien machten sie 1000 vor Christus ein Vollkornmischbrot mit Leinsamen. Die alten Griechen mixten Leinsamen, Gerste und Koriander. Breie aus Lein und Hanf erfreuten sich im deutschen Mittelalter großer Beliebtheit. »Eine große Zahl von Leinsamenresten unterstreicht die Bedeutung dieser Pflanze für die hochmittelalterliche Ernährung«, schreibt Gunther Hirschfelder in seinem Standardwerk über die Geschichte der Europäischen Esskultur.

Ganze Städte wurden durch Leinen reich, Kaufleutedynastien verdanken ihm ihr Vermögen. Die Fugger etwa. Oder die Familie Brenninkmeyer beispielsweise, die von C&A. Sie begann im Jahre 1671 ihre Karriere als Leinenhändler im westfälischen Mettingen, einem Städtchen mit heute 12.500 Einwohnern, westlich von Osnabrück gelegen. »Das Einzige, was in der Gegend gut wuchs, waren Hanf und Flachs«, notierte die Autorin Bettina Weiguny in ihrem Buch über »Die geheimnisvollen Herren von C&A«.

Westfalen war ein frühes Zentrum der Leinenproduktion in Deutschland, wie das Bodenseegebiet und Schlesien.

Von dort kam die Familie des Krebs-Spezialisten Dr. Douwes, und deshalb ist er auch ein bisschen befangen in Sachen Lein. Wo Weber und Leinen, dort auch Leinöl: »Meine Mutter ist Schlesierin, bei uns gab es donnerstags immer Pellkartoffeln, Leinöl und Quark.« Er hat zwar den Donnerstag oft bei Freunden verbracht, führt aber seine geistige Entwicklung dennoch zu großen Teilen auf die Leinöl-Diät zurück: »Deswegen sind wir ja auch so klug geworden.«

Auch das ist nicht ganz ernst gemeint, trifft aber eine wichtige Eigenschaft des Leins: die Bedeutung fürs Gehirn. Womöglich hat die Leinpflanze gar einen bisher vernachlässigten Anteil an der Evolution des menschlichen Gehirns. Zum modernen Menschen entwickelten sich unsere Ahnen, als sie anfingen, nicht bloß das Angebot der Umgebung zu futtern, sondern einiges aufzubewahren für den nächsten Tag. Und was eignete sich dafür besser als Nüsse und Samen – etwa die der Leinpflanze. Keine andere Vegetabilie war mithin so wichtig für das Wachstum der grauen Zellen (siehe Kapitel 4).

Es sind vor allem die mittlerweile zu einer gewissen Berühmtheit gelangten Omega-3-Fettsäuren, die dabei eine wesentliche Rolle spielen. Diese Fette sind gut für Herz und Kreislauf, auch für die Knochen und die Augen, vor allem aber fürs Gehirn, für die Intelligenz, ja sogar für Verhalten und Psyche, für Wohlbefinden und Daseinsfreude. Wenn Omega-3 fehlt, sind Trübsinn und Melancholie die Folge. Das meinen zumindest Mediziner wie der Amerikaner Andrew Stoll, Psychiatrieprofessor an der Harvard Medical School im US-Bundesstaat Massachusetts. Er glaubt, dass der weitverbreitete Mangel an Omega-3-Fetten verantwortlich sei für die Ausbreitung von psychiatrischen Krankheiten auf der Welt. Depressionen, ja sogar Schizophrenie, auch Verhaltensstörungen bis hin zu Aggressivität gehen nach wissenschaftlichen Untersuchungen mit einem Omega-3-Mangel einher. Andere Forscher sehen in der Unterversorgung sogar einen Grund, dass die Evolution des Gehirns sich wieder umzukehren droht (siehe Hans-Ulrich Grimm / Bernhard Ubbenhorst: Die Ernährungslüge).

Der Verzehr dieser Fette ist seit etwa 150 Jahren rückläufig. Das liegt an der »industriellen Nahrungsproduktion«, so der deutsche Omega-3-Forscher Peter Singer. Die industriellen Fütterungsmethoden in der Landwirtschaft haben die Omega-3-Gehalte gesenkt, zudem sind die feinen Fette bei Nahrungsindustrie und Supermarktketten unbeliebt, weil sie die Haltbarkeit herabsetzen.

In den USA sollen 80 Prozent der Menschen Mangel leiden an diesen Fetten. Nach Ansicht der US-Lebensmittelbehörde Food and Drug Administration (FDA) sind 0,5 Gramm Omega-3-Fette am Tag nötig. Die Deutschen nehmen weniger zu sich: die Männer mit 0,25 Gramm gerade die Hälfte, die Frauen mit 0,15 Gramm weniger als ein Drittel der empfohlenen Menge.

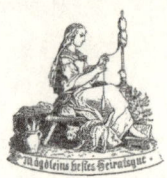

Für den US-Forscher Andrew Stoll ist der Omega-3-Mangel das »Defizit des Jahrtausends.«

»Wir haben ein potenzielles Defizit an diesen Omega-3-Fetten«, sagt auch die Buchinger-Ärztin Wilhelmi de Toledo: »Früher hatte jeder Bauer sein Leinfeld vor der Tür«, konnte sich mit Samen und Öl versorgen. Heute ist die Versorgung weit schlechter.

Viele der Zivilisationskrankheiten hätten sich, unter anderem, ausgebreitet, weil in der modernen industriellen Nahrung zu wenig Omega-3-Fette enthalten sind. Und weil Leinöl besonders viel Omega-3-Fette enthält, meint der Lein-Fan Doktor Douwes: »Wir hätten weniger Arterienverkalkung, weniger Bluthochdruck, wir hätten auch weniger Zuckerkrankheit und letztlich auch weniger Krebs, wenn wir mehr Leinöl essen würden.«

Auch die Ärztin Wilhelmi de Toledo ist überzeugt: »Wenn die Leute mehr Leinöl essen würden, wäre das ein Riesenschritt für die Volksgesundheit.«

Auf die Bedeutung der Omega-3-Fette bei der Vorbeugung gegen solche modernen Leiden waren Forscher im vorigen Jahrhundert gestoßen, weil Eskimos, die sich traditionell ernährten, seltener an Herz-Kreislauf-Krankheiten litten als ihre Landsleute, die importierte Industrienahrung verspeisten. Es muss der fette Fisch sein, folgerten die Forscher, und darin die so genannten Omega-3-Fette.

Ernährungsberater empfehlen daher, um dem Omega-3-Mangel zu begegnen, mehr Fisch zu essen: Hering, Makrele, Lachs, Thunfisch. Ein Rat, der angesichts überfischter Meere etwas problematisch ist.

Denn der Höhepunkt der Fangmengen ist derzeit erreicht, wie die deutsche Fischwirtschaft schon Anfang 2005 erklärte. Mehr ist nicht drin in den Meeren.

Nach den Empfehlungen der Deutschen Gesellschaft für Ernährung sollten 30 Gramm Seefisch pro Tag verzehrt werden. Derzeit

sind 7,4 Kilo in Deutschland üblich, pro Jahr, mithin 20 Gramm
täglich. Eine Steigerung auf 30 Gramm entspräche einer Steigerung
von 50 Prozent – völlig illusorisch angesichts der begrenzten Res-
sourcen.

Zudem: In früheren Jahrhunderten, als die Versorgung der Menschen mit Omega-3-Fetten noch besser war, verspeisten die Leute,
zumal in den meerfernen Gebieten Europas, auch nicht mehr Fisch.
Zwar war in den sauberen Zeiten des Mittelalters selbst der Lachs
noch in den Flüssen im Binnenland zu finden. Dennoch spielte der
Fisch in der Ernährung der Bevölkerung eine eher geringe Rolle,
sieht man von der Ersten Großen Heringsperiode (im 16. Jahrhundert) und der Zweiten Großen Heringsperiode (1748 bis 1808) ab.

Jetzt sind viele Food-Multis im Verbund mit Pharmakonzernen
dazu übergegangen, Omega-3-Fette aus Fischen und Fischabfällen
herauszulösen, das Fett industriell zu verarbeiten und in Brot oder
auch Säften oder Kindernahrung einzubauen. Manche Omega-3-
Zusätze werden aus Algen gewonnen oder gänzlich künstlich hergestellt. Viele Hersteller verkaufen auch, etwa in Apotheken, Fisch-
öl- oder Omega-3-Kapseln.

In großen Werbekampagnen wird Rapsöl auch als Omega-3-Lie-
ferant gepriesen. Öl-Hersteller beispielsweise mischen sogar Sonnenblumenöl und Rapsöl und rühmen die Omega-3-Gehalte.

Die Deutsche Gesellschaft für Ernährung (DGE) empfiehlt als Mittel gegen eine mögliche Omega-3-Unterversorgung »die Verwendung von Raps- und Walnussöl«.

Ein seltsamer Vorschlag, denn Leinöl wäre viel besser.

Die Fette sind dem Leinöl in Sachen Omega-3 weit unterlegen:
100 Gramm Leinöl enthalten 55 Gramm Omega-3-Fett, Walnussöl
nur 13 und Rapsöl sogar nur 9 Gramm (siehe Kapitel 4).

Gleichwohl rühren Ernährungsexperten und Medien die Werbe-
trommel für Walnuss- und Rapsöl. Obwohl Leinöl viel gesünder
ist – wegen der höheren Omega-3-Gehalte. Doch diese sind zwar

für die menschliche Gesundheit von Vorteil – aber von Nachteil für die Industrie.

»Technologische Gründe« sprechen gegen das Leinöl, so eine Kennerin der Branche. Es eignet sich schlecht zur industriellen Weiterverarbeitung, ist sehr empfindlich, verdirbt binnen weniger Monate. Genau das, was für den Menschen so gesund sei, sei von Nachteil für die fabrikmäßige Weiterverarbeitung.

So blieb das Leinöl bisher ein bisschen im Schatten.

Das wurmt natürlich die Lein-Branche.

»Mich ärgerts, wenn immer nur vom Fischöl die Rede ist, wenn es um Omega-3-Fettsäuren geht«, sagt Reinhard Weigl aus Fribertshofen, das liegt zwischen Ingolstadt und Neumarkt in der Oberpfalz. Auf seinem Hof wächst jetzt wieder Lein, mit seinem Öl beliefert er Bauernmärkte, Privatleute – und »diverse Ärzte, die es ihren Patienten praktisch verschreiben.«

Er hat vor einigen Jahren damit angefangen. Jetzt läuft das Geschäft gut. Und: »Es wird immer besser.« Sagt Jungbauer Reinhard.

Er knüpft damit an eine Tradition an: »Früher haben die Bauern bei uns auch Lein angebaut«, Faserlein. Noch vor 50 Jahren ist Vater Karl selbst, mit Pferdefuhrwerken, »runtergefahren in die Fabrik.« In Berching, der Hauptgemeinde, gab es früher eine so genannte Flachsröste, die hat den Faserlein verarbeitet.

Überall in Deutschland war Lein-Land, auch in Österreich und der Schweiz. Im Wuppertal und in der Osnabrücker Gegend blühte der Flachs, auch in Sachsen, Thüringen, Böhmen und Ostpreußen. Vom Bodensee aus breitete sich die Lein-Welt aus in die Schweiz, das Allgäu und die Schwäbische Alb. »In den vergangenen Jahrhunderten, als es der Stolz der Hausfrauen war, Linnen aus selbstgesponnenem Garn zu besitzen, waren blaublühende Flachsfelder in den meisten Orten Schwabens zu finden«, schreibt der oberschwäbische Autor Max Flad in seinem Buch über Flachs und Lei-

Idylle am rauschenden Bach:
Ölmühle Walz im südbadischen Oberkirch

nen. Die Redensart »ins Blaue fahren« soll aus diesem Zusammenhang stammen.

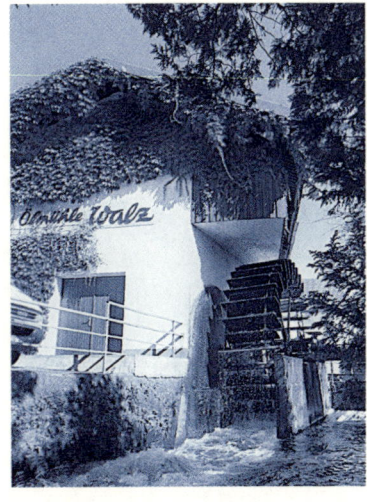

Leinen stand auch am Anfang der Industrialisierung: Die Mechanisierung begann mit einer Spinnmaschine namens »Spinning Jenny«, erfunden 1767 von dem Engländer James Hargraves, benannt nach seiner Tochter. Es folgte die Erfindung des mechanischen Webstuhls, zum Patent angemeldet 1785 durch Edmund Cartwright.

Tragischerweise hat gerade die Industrialisierung die Produkte des Leinens an den Rand gedrängt. Leinen als Stoff wurde durch Baumwolle abgelöst, wodurch auch der Rohstoff für das Leinöl nicht mehr flächendeckend vorhanden war. Die Konzentration in der Mühlenbranche führte dazu, dass die Entfernung von der Mühle zum Konsumenten zu lang wurde – Pech für das feine Leinöl, das nur wenige Monate haltbar ist.

In der Ölmühle Walz im südbadischen Oberkirch, dem 20.000-Einwohner-Städtchen auf der Höhe von Straßburg, wird das Leinöl deshalb nur zweimal wöchentlich gepresst.

Das Mühl-Milieu ist idyllisch bis hart ans Klischee: Es klappert die Mühle am rauschenden Bach, in dem Entlein schwimmen und Forellen tauchen. Der Mühlbach versorgt die Ölmühle Walz mit Energie. Das Mühlrad treibt, über ein ausgeklügeltes System von Riemen und Rädern, die Maschinen an. Es rattert und klappert und zischt und macht tocktock. Bis zu 85 Prozent der Energie erzeugen sie mit dem Mühlrad hinterm Haus. »Selbst der PC im Büro läuft mit Wasserkraft«, sagt Dieter Hättig, der Chef.

Fern blüht der Flachs: Mangels heimischer Ware
kommen die Bio-Leinsamen für die südbadische
Walz-Mühle aus Uruguay

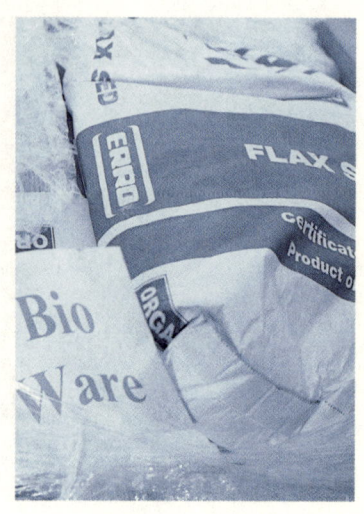

Die Transmissionsriemen treiben auch die beiden Mühlsteine an, die sich unablässig drehen und den Anfang des Mahlprozesses bilden. Danach kommt die Vorwärmpfanne, in der eine Art metallischer Besen rotiert, und danach die riesigen Pressen, in denen mit bis zu 400 bar Druck (in einem Autoreifen herrschen, zum Vergleich, zwei bar) das Öl herausgepresst wird. So wird in der Ölmühle Walz alles erzeugt – außer Leinöl.

Weil Leinöl nicht in großen Mengen erzeugt wird, nehmen sie dafür eine kleine »Schneckenpresse«, so genannt wegen der schraubenförmigen Pressvorrichtung, die den Druck erzeugt.

Jozo, der Mitarbeiter am Mahlwerk, setzt das Messer an.

»Uruguay« steht auf dem Sack mit Bio-Leinsaat, den Jozo aufschlitzt und in die Mühle kippt. »Lijnzaad« steht drüben auf den Säcken mit konventioneller Ware: Die kommt aus Holland.

Er durchtrennt den weißen Faden, zieht ihn heraus, öffnet den Sack, steigt auf die Leiter, kippt den Inhalt in den Einfüllbehälter. Kleine, glänzende, dunkle Körner.

Langsam rutschen die Körner in die Presse.

Jozo prüft mit einem Laserthermometer die Temperatur. Ein heller roter Punkt hüpft auf dem silbernen Metall auf und ab: der Messfühler. Lasergenau wird abgelesen: 32,7 Grad. Maximal 40 Grad sind zulässig. Nur bei kalter Pressung bleiben die wichtigen Inhaltsstoffe erhalten.

Langsam läuft das Öl heraus, über eine stählerne Rinne, hinein in einen Trichter, es wird ein erstes Mal gefiltert, dann kommt es in den Eimer. Dann wird es nochmals gefiltert, abgefüllt erst, wenn Kunden danach verlangen.

Hinter der kleinen Leinöl-Presse ist ein Fenster, draußen ist ein Parkplatz zu sehen, er gehört zu einer Aldi-Filiale. Dort sei sein Öl nicht erhältlich, bemerkt Hättig.

Im System der Supermärkte hat Leinöl keinen Platz. Sie brauchen alles in großen Mengen, es muss lang halten. Leinöl ist sensibel, es hält nur drei Monate.

Einst gab es in Oberkirch vier Ölmühlen. Heute nur noch eine.

Im 19. Jahrhundert gab es in Deutschland 4000 Ölmühlen, heute hat der Verband Deutscher Ölmühlen ganze 17 Mitglieder, davon sind zehn Töchter internationaler Agro-Multis wie etwa Cargill oder Archer Daniels Midland (ADM). Jetzt, immerhin, gibt es wieder dezentrale Ölmühlen, 400 sollen es sein in Deutschland nach Angaben des neu gegründeten Verbandes Dezentraler Ölmühlen (BDOel).

Als es noch überall Ölmühlen gab, versorgten sie die nähere Umgebung.

Die Mühlen aus dem Spreewald lieferten bis Berlin, dort wird von Wagen berichtet, die durch die Straßen fuhren, der Fahrer rief in die Hinterhöfe: »Leinöl, frisches Leinöl!«

Die Straupitzer Mühle, jene wunderschöne Windmühle in der Nähe von Burg im Spreewald, ist jetzt auch wieder in Betrieb.

Die moderne Lein-Kultur knüpft an an die Zeit, in der sie in ganz Europa in Blüte stand.

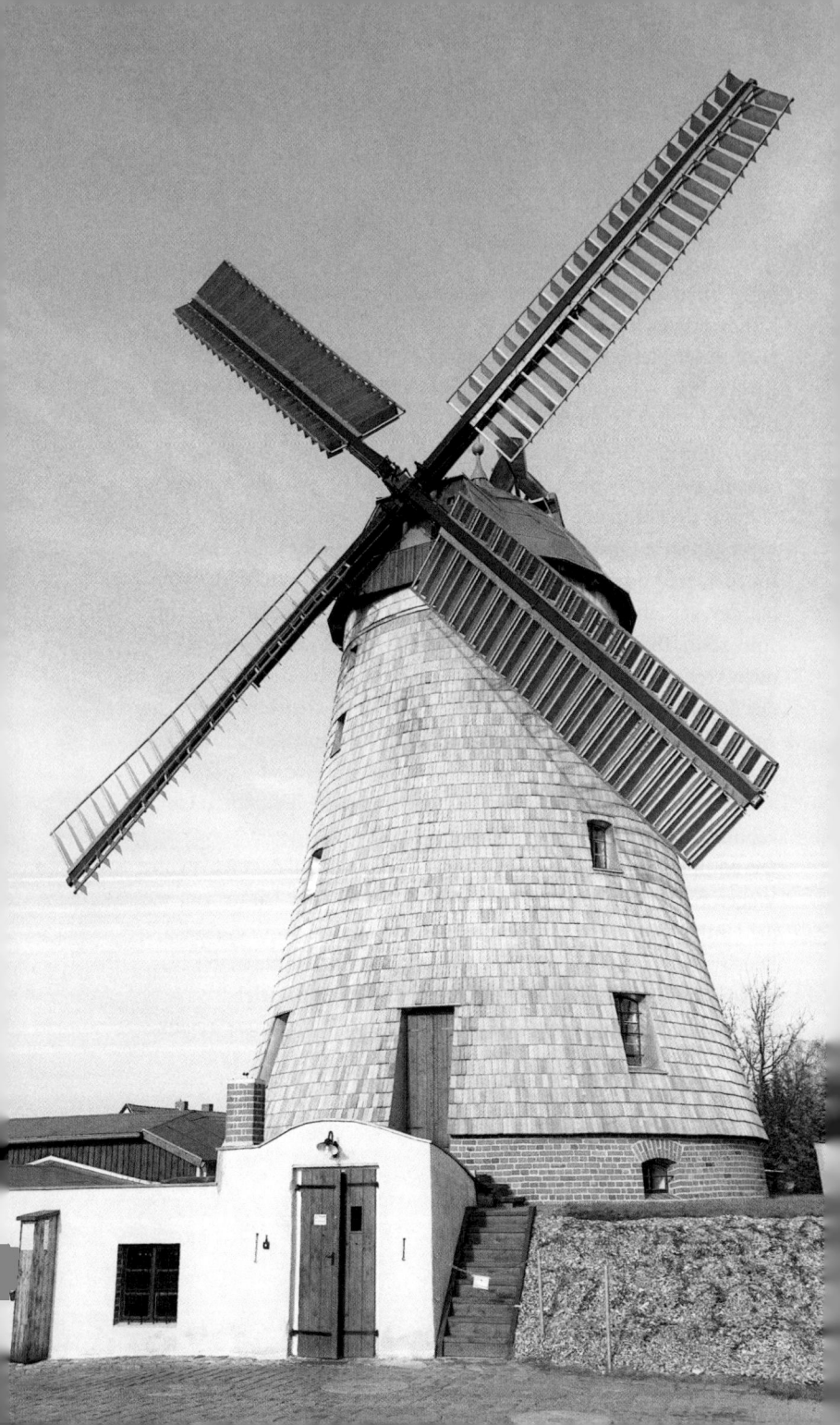

Mit vollen Segeln

Die Blütezeiten des Leins

/ Ein kurzer Besuch in der Bronzezeit / Wie verpacke ich einen Pharao?
/ Exzesse beim nächtlichen Spinnen / Fahrten ins Blaue / Ohne Lein kein
Picasso / Brüsseler Spitzen und der Stolz der Bäuerin

Bei der Familie Borngraeber hat jeder so seine Pflichten:
Tochter Anna kümmert sich um Pferde und Schafe, Sohn Stefan
paddelt mit dem Einbaum, Vater Otto ist für die Jagd zuständig.
Und Mutter Margret für den Haushalt, fürs Essen und für die Kleidung. Sie schlafen nachts auf Schaf-Fellen, die auf dem gestampf-
ten Lehmboden liegen, und einem primitiven Bett.
Familie Borngraeber lebt in der Bronzezeit, und sie lebt, wie es damals so üblich war. Frau Borngraeber kommt nur nicht so recht
zum Arbeiten, denn sie muss ständig Auskunft erteilen, den Leuten,
die aus dem 21. Jahrhundert angereist sind, mit Opel und Mercedes,
Toyota oder Bussen. Touristen und Neugierigen, die sich fürs Leben in der Bronzezeit interessieren.
Das Leben ist ein Spiel: Familie Borngraeber hat sich zurück-
beamen lassen, für ein Zeitreise-Experiment im Federsee-Museum
in Bad Buchau, im Süden Deutschlands, nahe am Bodensee. Eine
Woche Bronzezeit.
Das Faible für Leinen ist allerdings echt: Neben der Hütte wächst
ein kleines Leinfeld, es ist bald reif zur Ernte.
Auf der Holzbank im Freien stehen Tongefäße, hölzerne Teller,
Löffel, ein Bronzebeil. Und ein tönernes Schälchen mit kleinen, fast
schwarz glänzenden Körnern: Leinsaat.
Auf dem Boden, neben dem Lagerfeuer, nahe der Glut, ein Gefäß
mit Teig, der noch ein Weilchen gehen muss: Dinkelvollkorn mit
Leinsamen.

Bald wird das Fladenbrot gebacken, heute auf einem heißen Stein, »weil unser Brotbackofen momentan kaputt ist«, sagt Margret Borngraeber, die vor der Hütte steht und mit ihrer Handspindel ein bisschen spinnt. Sie trägt: eine Bluse aus grobem, grauem Leinen und einen Rock aus eher bräunlichem Leinen.

Damals, in der Bronzezeit vor mehreren tausend Jahren, war Leinen schon ein Kulturträger. Ganz in der Nähe, in Alleshausen-Grundwiesen, haben sie ein Dorf gefunden, das auf Leinanbau sogar spezialisiert war.

Der Lein spielte in der Menschheitsgeschichte eine große Rolle. Für die Nahrung, als Leinöl und Leinsamen. Als Textilfaser, für Kleidung und Tücher. Als Rohstoff für die handwerkliche und industrielle Farbenherstellung und als Öl-Farbe für Künstler. Leinen ermöglichte die Entdeckung der Welt – und damit die Globalisierung: als Tuch, aus dem die Segel gemacht wurden. Und das schönere Wohnen: Als Bodenbelag machte Linoleum weltweit Karriere.

Dass keine andere Pflanze so universell verwertbar ist, zeigt schon ihr Name: *Linum usitatissimum*. Den gab ihr der schwedische Botaniker Carl von Linné, als er für sein epochales Werk »Species plantarum« die Gesamtheit der damals bekannten Pflanzen auf Gottes Erdenrund katalogisierte und benannte.

Das war 1753, als der Lein gewissermaßen im Zenit seiner wirtschaftlichen und kulturellen Bedeutung stand, zu Beginn der Industrialisierung – die ihrerseits mit Leinen begann.

Die Geschichte der Menschheit ist eng mit Lein verflochten.

Älteste Nachweise des Leins gibt es schon im Epipaläolithikum, also vor mehr als 10.000 Jahren. »Aber auch in früherer Zeit könnte der Mensch die kleinen, glänzenden Körner des wilden Vorfahrs des Leins gesammelt haben«, meint Dr. Simone Riehl. »*Linum bienne*« hieß dieser Lein-Ahn.

Simone Riehl kennt sich aus mit den Pflanzen und ihrer Geschichte: Sie ist Archäobotanikerin von Beruf, beschäftigt sich also

Ur-Pflanze der Zivilisation: Flachs ist das
wichtigste Gewächs der Menschheitsgeschichte

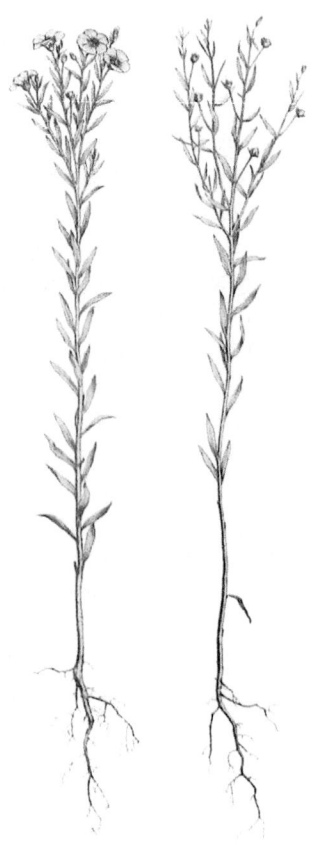

mit den Überresten von Pflanzen in
längst vergangenen Epochen. Sie hat
ihr Labor hoch über Tübingen, am Institut für Ur- und Frühgeschichte im
Schloss Hohentübingen.

An den Wänden in Simone Riehls Labor hängen Kalenderbilder von Arz-
neipflanzen, auf den Tischen stehen
Mikroskope. In großen Schubladen-
schränken befindet sich ihre Ver-
gleichsprobensammlung. Ihr Archiv
ist gefüllt mit Pflanzenproben unterschiedlicher Art aus zahlreichen archäologischen Fundstellen der Alten
Welt. Daneben enthält der Compu-
ter hunderte mikroskopische Digital-
bilder von pflanzlichen Makroresten.
Seit 2005 sind archäobotanische Da-
ten in einer speziellen Datenbank zu-
gänglich (http://www.cuminum.de/
archaeobotany) und dokumentieren
die Verbreitung der Kulturpflanzen
und anderer Gewächse in den vergangenen 7000 Jahren.

War der Lein schon dabei, als der Mensch zum Menschen wurde?
Simone Riehl: »Es läge nahe, dass der wilde Vorfahre des Leins
auch schon vor etwa 600.000 bis 400.000 Jahren den Jägern und
Sammlern als Nahrungsquelle zur Verfügung gestanden hat.
Es kann mit großer Sicherheit angenommen werden, dass der
Lein zumindest in den klimatisch gemäßigten Regionen Afrikas,
Asiens und Mitteleuropas schon damals wuchs. Es gibt aber bisher

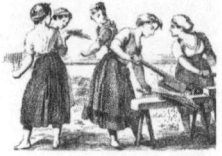

keine Fundstellen und Belege für die Nutzung des Wildleins in der Altsteinzeit.«

Das ist auch lange her.
Simone Riehl: »Das Problem ist, dass die ohnehin seltenen archäologischen Pflanzenreste sich nur unter bestimmten Bedingungen erhalten. In der Regel nur verkohlt, durch den Kontakt mit Feuer. Jedes Leinsamenkorn enthält viel Öl und korrodiert bei der Verbrennung deshalb sehr stark, bis es nicht mehr als solches zu identifizieren ist.«

Kein Wunder, dass in den Höhlen der Altsteinzeitmenschen kein Beleg für Lein gefunden wurde.
Simone Riehl: »Genau. Zum einen gibt es vergleichsweise wenige Fundstellen aus der Altsteinzeit und zum anderen gingen ganze Forschergenerationen bisher davon aus, dass sich der Mensch damals hauptsächlich von Fleisch ernährt hat. Erst in den letzten Jahren hat man begonnen, systematisch an den Fundorten nach Pflanzenresten zu forschen. Die ältesten Funde sind aus dem Epipaläolithikum, der Mittelsteinzeit oder beginnenden Jungsteinzeit (Neolithikum) vor mehr als zehntausend Jahren. Weiterhin sind die speziellen Erhaltungsbedingungen in Höhlen für eine Überlieferung von Pflanzenresten eher ungünstig.«

Wurde Lein damals schon angepflanzt?
Simone Riehl: »Ja tatsächlich. Der Lein gehört zu den ältesten bekannten Kulturpflanzen der Welt. Die frühesten Belege für die Leinnutzung fanden sich bei Ausgrabungen im jordanischen Iraq ed Dubb und im syrischen Tell Mureybit, winzige Pflanzenfragmente der nicht näher bestimmbaren Gattung Linum. Für die folgenden Jahrhunderte gibt es häufigere Fundbelege, vor allem aus Vorderasien. Noch später auch aus ganz Europa und sonst auf der Welt.«

Keine Kultur ohne Lein?

Simone Riehl: »So muss man wohl sagen. Es ist allerdings bisher nicht von allen so gesehen worden, denn bei den Nahrungspflanzen interessierte man sich mehr für jene, die in großen Mengen gefunden wurden, und das war natürlich eher Getreide.«

Leinen: die Universalpflanze. Im Laufe der Zeit wurde sie für die verschiedenen Verwendungszwecke in verschiedenen Varianten angebaut: Heute gibt es 22 Gattungen und etwa 200 verschiedene Arten (siehe Anhang 4).

Am Anfang der Entwicklung standen Ur-Pflanzen, die für alle Zwecke einsetzbar waren, heute sind es vorwiegend für zwei Einsatz-Sphären spezialisierte Sorten: Der langstielige, hochwachsende Faserlein, der für Textilien zum Einsatz kommt, und der kleinere und verzweigter wachsende Öllein, der mehr Samenkapseln hat, die der Ölgewinnung dienen.

Die vielseitige Verwendbarkeit des Leins beförderte die Karriere zu einer der frühesten Kulturpflanzen der Menschheit. Die ältesten Belege für systematischen Leinanbau finden sich im Nahen Osten, im so genannten »Fruchtbaren Halbmond«. Der erstreckt sich über etwa 2000 Kilometer sichelförmig von Palästina im Südwesten zum Oberlauf des Tigris und von dort nach Osten bis an den Fuß der Gebirgsketten des Taurus und Zagros, mithin eine ganze Reihe von Ländern von Israel bis zum Iran und dem Irak.

Hier wandelte sich vor etwa 11.000 Jahren der Mensch vom Jäger und Sammler zum Ackerbauern. Er wurde sesshaft und begann Pflanzen zu setzen und Tiere zu halten.

Dort stand die Wiege der Zivilisation, deren Errungenschaften sich in den folgenden Jahrtausenden in ganz Europa ausbreiteten – und mit ihnen das Wissen um den Anbau und den Nutzen des Leins.

Zahlreiche archäologische Funde von Leinsamen, Leinfäden, leinenen Schnüren und Fransen aus der Jungsteinzeit und vor allem der Bronzezeit belegen die Verbreitung der im vorderen Orient

*Fahrt ins Blaue: Schon in der frühen Bronzezeit
waren manche Landstriche von Leinfeldern geziert*

entstandenen Kulturpflanze in ganz Europa, Asien und Nord- und
Ostafrika. Sie wurde praktisch überall in gemäßigten und subtro-
pischen Gebieten angebaut und genutzt, wo ideale klimatische Bedingungen für den Lein herrschen.

Einer der äußerst seltenen textilen Leinfunde war ein Hut aus der
Jungsteinzeit. Er wurde im oberbayrischen Weil, im Ortsteil Pes-
tenacker, gefunden. Die Kopfbedeckung war vor etwa 5500 Jahren
aus Leinengewebe, Eichenrinde und einem schmucken Lederzipfel
auf der Spitze hergestellt worden. Sie stammt aus den verkohlten
Überresten eines jungsteinzeitlichen Gebäudes, dessen Spuren sich
in einer Feuchtwiesen-Moorsenke unter Sauerstoffabschluss her-
vorragend erhalten haben.

In Ägypten erlangten die aus Leinfasern gewobenen Stoffe vor über
5000 Jahren eine geradezu mystische Bedeutung. Mit diesem »ge-
webten Mondlicht«, wie die Ägypter es nannten, wickelten sie die
Leichname ihrer Pharaonen ein, die zudem mittels Leinöl für ein
ewiges Leben im Jenseits konserviert wurden. Die fein verspon-

Auf hoher See: Mit Leinsegeln waren in der Antike
auch Dionysos, Odysseus und Co. unterwegs

nenen Leingarne der strahlend weiß ge-
bleichten, ägyptischen Stoffe waren von
einer Feinheit und Eleganz, die noch
heutige Experten fasziniert.

Mit Segeln aus Leinen befuhren
schon ägyptische Barken den Nil;
auch die Phönizier, Griechen und
Römer eroberten mit Schiffen unter Leinwandsegeln nacheinander
den gesamten Mittelmeerraum.

Wo Hochkultur, da Lein: Selbst zu den
Zeiten von Achilles und Agamemnon,
den Helden des antiken Dichters Homer, gab
es im antiken Troja (heute in der Türkei) schon die Früchte des
Leins. Bei den Ausgrabungen in Troja wurde jedenfalls nicht nur
der Schatz des Priamos gefunden, sondern auch Leinsaat in relativ großen Mengen, was darauf schließen lässt, dass die Troja-
ner spätestens seit der Bronzezeit (Troia IV) zwischen 2200 und
1900 v. Chr. den Lein in großem Maßstab angebaut und verwendet haben.

Der türkische Archäologe Sazci Göksel fand bei Ausgrabungen in
der so genannten »Troia-IV-Schicht« des trojanischen Stadthü-
gels eine tönerne Schale, in der sich zehntausende Samen des Leins
befanden. Die Tübinger Archäobotanikerin Simone Riehl sieht in
dem seltenen Fund einen Beleg dafür, dass der Lein gebietsweise
auch dann noch eine bedeutende Rolle in der Ernährung und bei
der Textilherstellung spielte, als die Schafhaltung in der Ökonomie
früher Bevölkerungsgruppen bereits eine Vormachtstellung inne-
hatte.

Auch im alten Rom und im gesamten Römischen Reich spielten
die Leinpflanze und ihre Produkte eine große Rolle. Römische Se-
natoren kleideten sich in Leinenstoffe genauso wie die Legionäre,

*Freizeitspaß Flachs: Handarbeit
war oft eine abendfüllende Beschäftigung*

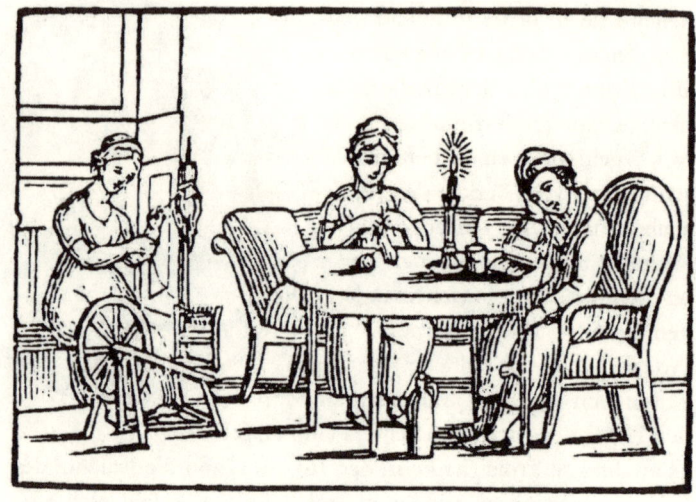

die mit ihrem Feldherrn Cäsar ganz Gallien eroberten – und dort
auf Nachbarn trafen, die der römische Gelehrte Plinius »Leinen
webende Bewohner« nannte: die Gallier und ihre keltischen Nachbarn in den heutigen Niederlanden sowie Belgien.

Eine Blütezeit erlebten Flachs und Leinen im Mittelalter und der
frühen Neuzeit. Ganze Landstriche blühten blau, vor allem in
Schwaben, Westfalen und in Schlesien. Die Landbevölkerung dort
spezialisierte sich auf den Leinanbau und die Produktion von
Flachs.

Legendär war die Atmosphäre in den bäuerlichen Spinnstuben, von
einer gewissen Heiterkeit und Leichtigkeit geprägt und einer Nähe zwischen den Geschlechtern, die zuweilen das Eingreifen von
Klerus und Obrigkeit herausforderte. Und weil es nicht nur Annä-
herungen gab und Ausschweifungen, sondern auch Konspiration
vermutet wurde, wurden mancherorts gemeinschaftliche Spinn-
abende bei Strafe verboten oder nur nach vorheriger Genehmi-
gung und Angabe der teilnehmenden Personen gestattet.

Rupfen, Rösten, Dörren:
Im 18. Jahrhundert pflegte das Volk vertrauten
Umgang mit der vielseitigen Textilfaser

So untersagte der Fürstabt in Kemp-
ten 1745 »vom heiligen Zorn erfüllt«
jegliche Zusammenkunft in Spinnstuben, ob nun von »einerlei oder zwei-
erlei Geschlecht«. Friedrich Graf von
Stadion, der Herr von Schloss Wart-
hausen in der Nähe des oberschwä-
bischen Biberach, beschloss 1765, dass
jene, die »mit ihren Nachbarn und
Freunden bei Winterzeiten abends
zum Arbeiten und Spinnen auf eine
ehrbare und züchtige Weise zusam-
menkommen wollen, es am Michae-
listag dem Vorgesetzten oder beim
Oberamt melden sollten«. Ledigen
Burschen sei aber in jedem Fall die
Teilnahme versagt.

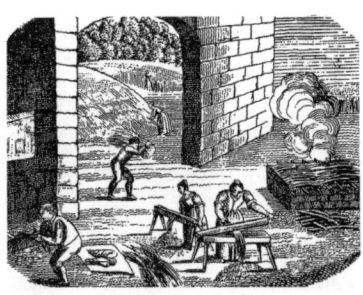

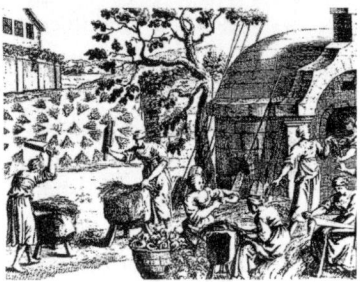

Bei der eigentlichen Spinnerei gab
es eine geschlechtsspezifische Arbeitsteilung: Bäurin und Magd
spannen die feinen, dünnen und hochwertigen Garne, Bauer und
Knecht die gröberen Fäden.

Gesponnen wurde in den Wintermonaten, wenn die Feldarbeit
ruhte. Die Spinnstube war meist der einzige Raum des Hauses mit
eigenem Ofen.

Im bäuerlichen Leben war Lein allgegenwärtig, wie schon die Aus-
steuerlisten zeigten: Leintücher, Leinhemden, Bettbezüge, Tischwäsche, am besten aus selbst gesponnenem Garn.

Der meist aufwendig verarbeitete Wäscheschrank im Schlafzim-
mer war das ausschließliche Hoheitsgebiet der Hausfrau. Kostbare
Leinstoffe und Leinwäsche wurden weitervererbt, oft über Genera-
tionen hinweg und ohne dass die Leinwand löchrig wurde – dank
bester Qualität.

Lächelnde Mägde: Bauer Friedrich Thier mit Helferinnen
bei der Flachsernte auf dem Schlüsselacker
beim hohenlohischen Wackershofen im Jahre 1952

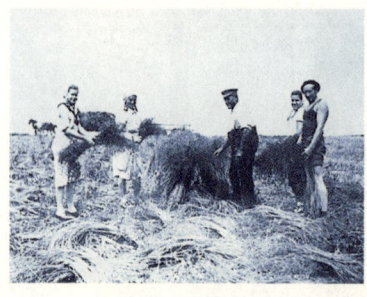

Der Brauch lebte in den so genannten »Aussteuergeschenken« bei Hoch-
zeiten fort. Bei traditionellen Feier-
bräuchen ist es noch heute üblich,
dass die geladenen Damen am Tag
der Heirat den Kleider- und Wäscheschrank der Braut inspizieren. Reich-
haltige Aussteuer gilt immer noch als
Garant für eine glückliche Zukunft
– allerdings eher in einem symbolischen Sinne.

Bei den Fuggern war es der Lein-Stoff in einem ganz direkten Sinne, der zu Wohlstand, ja unermesslichem Reichtum führte.

1367 zog der Weber Hans Fugger aus dem schwäbischen Dorf Gra-
ben in die Stadt Augsburg, um in der »freien Stadtluft« sein Glück
zu machen. Mit Erfolg – auch wenn es ein paar Jahre dauerte, bis
er sich und sein Handwerk etabliert hatte. 20 Jahre später, im Jahre
1386, wurde er zum ersten Zunftmeister der Weberinnung ernannt
und verdiente mit der Tuchherstellung ein Vermögen – das bis dahin noch eher klein war.

Die folgenden Fugger-Generationen verlegten sich mehr und mehr
auf den einträglicheren Handel und häuften im 15. und 16. Jahrhundert märchenhafte Reichtümer auf. Sie knüpften ein europaweites
Handelsnetz und erweiterten ihr Textil-Imperium bald um andere
Geschäftsfelder: vom Ablasshandel, also dem Nachlass von Sünden
gegen Bares, über den Bergbau bis zum Bankgeschäft. Endgültige
Berühmtheit erlangten die Fugger, als sie dem Kaiser mit Krediten
aushalfen.

Schon einige Jahre vor der Augsburger Kaufmannssippe hatten
pfiffige Kaufleute aus dem Bodenseegebiet eine in ganz Europa
höchst erfolgreiche Unternehmung gegründet: die Große Ravensburger Handelsgesellschaft. Mit dabei waren auch Händler aus der
Bodenseestadt Konstanz. An der im Jahre 1380 gegründeten Ge-

Frau bricht Flachs: Volkstümlicher Stich aus Jost Ammans
»Haus- und Kirchenchronik« von 1582

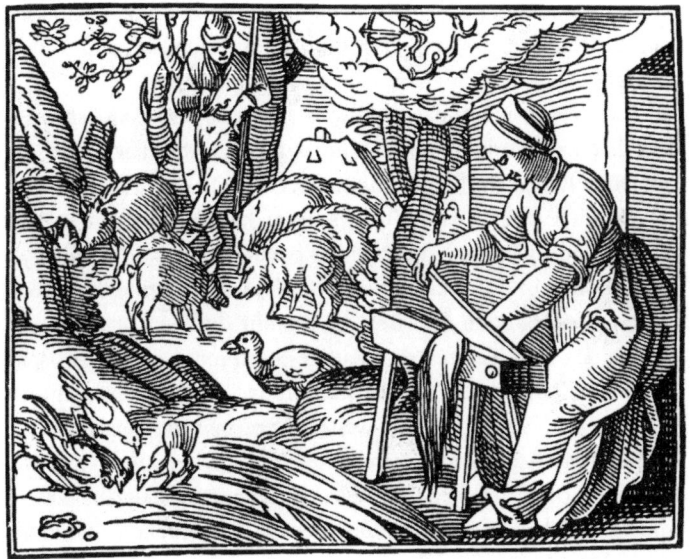

sellschaft waren zeitweise über 100 Familien aus zahlreichen Städten beteiligt.

Oberschwaben, das Allgäu und das Bodenseegebiet, auch die nahen
Regionen in der Schweiz und Österreich gehörten damals schon
und noch bis ins 20. Jahrhundert hinein zu den wichtigsten An-
baugebieten für Flachs.

Der blaublühende Lein hat lange Zeit diese Gegend geprägt. Wer
»ins Blaue« fuhr, meinte die liebreizende Gegend dort.

Begonnen hatte die Ravensburger Handelsgesellschaft mit der Vermarktung von Leinenstoffen und Leinöl, später kamen der Handel mit Erzen, Wein und Gewürzen sowie vor allem Papier hinzu.
Gerade bei der Papierproduktion spielte die nützliche Leinpflanze
eine gewichtige Rolle. Der bei der Leinfasergewinnung anfallende
so genannte Werg, kurze und grobe Leinfasern, die sich nicht für
die Verspinnung zu Fäden eignen, war damals neben der Holz-Zel-

lulose ein wichtiger Rohstoff für die Papierherstellung. Leinfasern machten die Papiere schwerer und damit haltbarer und widerstandsfähiger.

Die Ravensburger Handelsgesellschaft vertrieb bis ins 16. Jahrhundert ihre Leinprodukte in ganz Europa und unterhielt Niederlassungen in Italien, Frankreich, Spanien, Österreich und natürlich im belgischen Antwerpen und Brügge, wo sich im Mittelalter das Zentrum des europäischen Tuchhandels befand.

Das schon bei Plinius zu Römerzeiten bekannte Leinanbaugebiet in den Niederlanden und Belgien war für die *Haute couture* des Mittelalters das, was für die heutige Stoffmode die französische Metropole Paris ist. Die lange Tradition der Leinfaserverarbeitung, das Spinnen, Weben und die weitere Verarbeitung der Stoffe, die so genannte Ausrüstung durch Bleichen, Färben und Veredeln, sind der Grund für die herausragende Bedeutung Belgiens bei der mittelalterlichen Tuchherstellung. Leinen und Barchent, ein Stoffgemisch aus Leinen und Baumwolle, waren neben Woll- und Hanfprodukten die Haupthandelswaren, hinzu kamen erlesene Seiden- und Brokatstoffe und geklöppelte Spitzenwaren aus Leinen. Aus der belgischen Stadt Brüssel etwa kam die noch heute begehrte »Brüsseler Spitze«.

Größter Handelskonkurrent für die Brüsseler Kaufleute und andere belgische und niederländische Städte war im Mittelalter die Hanse. An der Nord- und Ostseeküste, von den Niederlanden bis Litauen, erstreckte sich das Gebiet der Hansestädte, die dort den gesamten Handel kontrollierten, auch den mit Leinstoffen, -öl und -saat, wobei die Hansekaufleute, wie die anderen Händlergilden, zusätzlich mit weiteren Gütern handelten. Sie waren darüber hinaus als vorwiegend seefahrende Händler technisch und gewissermaßen existenziell aufs Lein angewiesen: vom Segel über Taue und Netze bis hin zur Abdichtung der Schiffsplanken – alles Lein. Auch

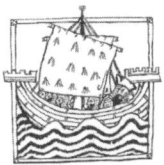

die so genannte »Emballage«, eine besonders stabile und wetterfeste Verpackung aus dicht gewebtem Leinenstoff, fand sich damals in jeder Hansekogge.

Selbst heute noch existierende Handelskonzerne haben ihre Wurzeln im Leinhandel, etwa das Textil-Imperium C&A, das der mittlerweile weitverzweigten Familie Brenninkmeyer aus Mettingen in dem westfälischen Leinanbaugebiet zwischen Münster und Osnabrück gehört.

Der einfache Bauer Johann Gerhard Brenninkmeyer, Vorfahre der Gebrüder Clemens und August, nach deren Initialen das Handelshaus C&A benannt ist, sah sich 1671 vor dem Problem, seine vielköpfige Familie mit der kargen Ausbeute seiner Felder ernähren zu müssen.

Er erkannte die große Nachfrage für Leintextilien bei der ländlichen Bevölkerung, die allein über Handelshäuser in den größeren Städten nicht zu befriedigen war. Er beschloss daraufhin, Leinenstoffe als reisender Händler direkt bei den bäuerlichen Endkunden feilzubieten. Als so genannter »Tödde« begab er sich schwerbepackt auf Wanderschaft und verkaufte Stoffballen aus Leinen in einem Umkreis von mehreren hundert Kilometern an die Landbevölkerung. Mit Erfolg: Zahlreiche andere Mettinger Familien taten es ihm nach, und wenige Jahrzehnte später schwärmten die westfälischen »Tödden« aus Mettingen europaweit aus. Ihre Wanderungen führten sie bis nach Skandinavien im Norden, ins russische Nowgorod und über die Niederlande, Belgien und Frankreich bis nach Spanien. Die »Tödden« der Familie Brenninkmeyer konzentrierten sich auf den Markt in den Niederlanden, und die Nachfahren Clemens und August gründeten dort in Sneek ihr erstes eigenes C&A-Handelshaus für Textilien. Dem folgten in den folgenden Jahrhunderten hunderte weitere, sie sind bis heute alle im Besitz der Familie Brenninkmeyer, die ihren unternehmerischen Erfolg dem Lein zu verdanken hat.

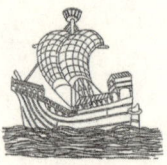

Im 16. und 17. Jahrhundert erlangte neben der Leinfaser auch das Leinöl größere Bedeutung im Warenverkehr. Leinöl war über Jahrhunderte der wichtigste Rohstoff für die Herstellung von so genanntem Firnis. Firnis bezeichnet eine ölige Flüssigkeit, welche die Eigenschaft besitzt, in dünnen Schichten auf Flächen aufgetragen, zu einer widerstandsfähigen Oberfläche auszuhärten und sie so vor Luft und Feuchtigkeit zu schützen. Leinölfirnis war lange Zeit der wichtigste Rohstoff für Farben und Beschichtungen aller Art.

Vom Fensterkitt über Druckfarbe und Bautenfarben bis hin zur Oberflächenkonservierung von Möbelstücken kam Firnis zum Einsatz. Oder zur Herstellung so genannter Öl- oder Wachstücher. Das Wachstuch als Bodenbelag wird in der Patentschrift des Erfinders Nathan Smith aus dem Jahre 1763 wie folgt beschrieben: »Auf einem Gewebe befindet sich als Überzugsmasse ein Gemisch von Harz, Teer, Spanisbraun, Bienenwachs und Leinöl, welches man heiß aufgetragen hat.«

Prominenteste Anwendung fand das Leinölfirnis in der Kunstmalerei. Als Entdecker der hervorragenden Firniseigenschaften des Leinöls gilt der berühmte flämische Maler Jan van Eyck (1390–1441), einer der bedeutendsten Künstler der so genannten Altniederländischen Malerei. In der Kunst fanden zwar auch andere trocknende Öle wie Hanf- und Mohnöle Anwendung, doch die meisten Meisterwerke vergangener Epochen bestehen aus Lein: Sie sind auf Leinwand gemalt, der wesentliche Bestandteil der Farbe ist, neben Füllstoffen, Pigmenten und anderen geringeren Zusätzen, das Leinöl. Rembrandt, Leonardo da Vinci oder Picasso: ohne die Früchte des Leins wäre ihre Malerei nicht möglich gewesen.

Fasern und Öl des Leins waren noch bis etwa Ende des 18. Jahrhunderts ein durch fast nichts zu ersetzender Rohstoff, vor allem für die Textil- und Farbenherstellung. Mit den Anfängen der Industrialisierung begann in Deutschland und Mitteleuropa jedoch der unaufhaltsame Niedergang einer Kulturpflanze, die seit Tausenden von Jahren die Menschheitsentwicklung begleitet hatte.

Eine neue technische Lösung bei der schwierigen Verarbeitung von Baumwollfasern verschaffte im 19. Jahrhundert der nun schneller und leichter zu verarbeitenden Faser aus Übersee einen entscheidenden Vorteil gegenüber den traditionell in Europa verwendeten Fasern aus Lein, Wolle und Hanf. Von der Industrialisierungswelle getragen, überrollte eine frühe Globalisierung ganz Europa.

In jenen Zeiten, da Leinen und die Lein-Fasern allgegenwärtig waren, gab es auch allerorten Leinöl, gepresst in kleinen Ölmühlen, von denen es im Deutschland des 19. Jahrhunderts noch tausende gab. Sie ermöglichten, dass die Leinsamen der Bauern noch am Ort verarbeitet werden konnten (siehe Kapitel 1 und 6).

Das mit einem intensiven Eigengeschmack versehene frische Leinöl – es erinnert etwas an den Geruch frisch geschnittenen Heus – war auf der ganzen Welt viele Jahrhunderte lang ein häufig genutztes Speiseöl, in Deutschland vor allem bei der weniger betuchten Land- und Stadtbevölkerung.

Zahlreiche Rezepte, wie etwa der Klassiker Leinöl mit Quark, dokumentieren die traditionelle Bedeutung des Leins in der Küche. Darüber hinaus wurde es auch als Hausmittel für verschiedenste Erkrankungen eingesetzt (siehe Kapitel 3).

Die Leinanbauflächen in Deutschland reduzierten sich innerhalb weniger Jahrzehnte von 220.000 Hektar im Jahr 1875 auf unter 40.000 im Jahr 1900. Die Hauptanbaugebiete in Schwaben, im Allgäu, in Schlesien und in Westfalen erlebten einen dramatischen Strukturwandel. Der Leinanbau wurde durch den Anbau weniger arbeitsintensiver Kulturpflanzen wie Getreide verdrängt. In Zeiten der Rohstoffknappheit, nach dem Ersten Weltkrieg und im Verlauf des Zweiten Weltkriegs, war dem Lein zwar eine kurzfristige Renaissance vergönnt, doch mit wenigen tausend Hektar Anbau-

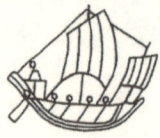

fläche in den Fünfzigerjahren war das Ende des »blauen Wunders« in Deutschland und Europa fürs Erste endgültig besiegelt. Eine vielseitige und über Jahrtausende für unersetzlich gehaltene Kulturpflanze fiel den Marktgesetzen einer neuen, industrialisierten Weltwirtschaft zum Opfer und geriet vollkommen in Vergessenheit.

Im trauten Heim hat nur ein Erzeugnis aus der Lein-Familie die Zeiten überdauert: das Linoleum. Einzig in der Linoleumindustrie, wie es der Name ja schon verrät, ist »Oleum lini«, das Leinöl, ein wichtiger Rohstoff geblieben. Linoleum ist gewissermaßen eine Weiterentwicklung des Wachstuches. 1843 kamen Wachstuchhersteller in England auf die Idee, durch das Vermischen der Öltuchmasse mit Korkmehl, auch widerstandsfähige Boden- und Tischbeläge herzustellen. Die heiße Korkmehl-Leinölfirnismasse wurde dazu auf grobes Gewebe gepresst.

Der Brite Frederick Walton gilt als der eigentliche Erfinder des Linoleums, er erbaute 1864 in Staines bei London die erste Linoleumfabrik. Er war es auch, der dem seither beliebten Bodenbelag aus nachwachsenden Rohstoffen wegen seines Hauptbestandteils Leinöl den Namen Linoleum gegeben hat.

Doch auch in Deutschland gab es bald den strapazierfähigen Bodenbelag.

Frühe Produktionsorte der deutschen Linoleumindustrie waren 1882 Delmenhorst, damals Zentrum der Korkverarbeitung, und die Dörfer Rixdorf und Köpenick bei Berlin.

Linoleum hatte den Vorteil, dass es durch Zugabe von Farbe und Bedrucken in unzähligen Gestaltungsvariationen hergestellt werden konnte, vom schlichten Sprenkelmuster bis hin zur Imitation von Granit, Marmor und Orientteppichmotiven, die sich vor allem um das Jahr 1900 großer Beliebtheit erfreuten.

Für den Boom des Linoleums um die Jahrhundertwende waren aber nicht nur die attraktiven Muster ausschlaggebend. Auch in medizinischer und hygienischer Hinsicht hat der leingetränkte Bodenbelag Interessantes zu bieten.

Gegen Ende des 19. Jahrhunderts zog die Tuberkulose ganz Europa in ihren Bann und das Wissen um Infektionskrankheiten wuchs in dieser Zeit kontinuierlich. Der berühmte Bakteriologe Robert Koch (1843–1910) beschrieb am 24. März 1882 als Erster den Auslöser der Tuberkulose, das Bakterium *Mycobacterium tuberculosis*. Als eigentliche Ursache der vor allem in Städten verbreiteten und gefürchteten Seuche macht er aber die mangelnde Hygiene in den engen Behausungen des Arbeiterproletariats verantwortlich. Die Geschichte von heimtückischen Tuberkeln, die in jeder Fußbodenritze auf ihre Opfer lauern, machte schnell die Runde. Kein Wunder, dass die aufstrebende Linoleumindustrie sich das zunutze machte und die hygienischen Qualitäten ihrer leicht zu reinigenden Lein-Böden als Beitrag zur Volksgesundheit pries. Dass der eigentliche Verursacher der Tuberkulose in der Milch erkrankter Kühe zu suchen war, wurde erst später bekannt, genauso wie der Übertragungsweg per Speicheltröpfchen von Mensch zu Mensch. Der Erfolgsgeschichte des Linoleums schadete diese Tatsache keineswegs, denn wegen der nicht zu bestreitenden hygienischen Vorteile blieb der Bodenbelag vor allem in Krankenhäusern die erste Wahl.

Heutzutage ist dieses traditionsreiche Leinölprodukt wieder gefragt, weil Linoleum dank hervorragender baubiologischer Eigenschaften und dank nachwachsender Rohstoffe mit perfekter Ökobilanz neuerdings mit ganz anderen Augen gesehen wird.

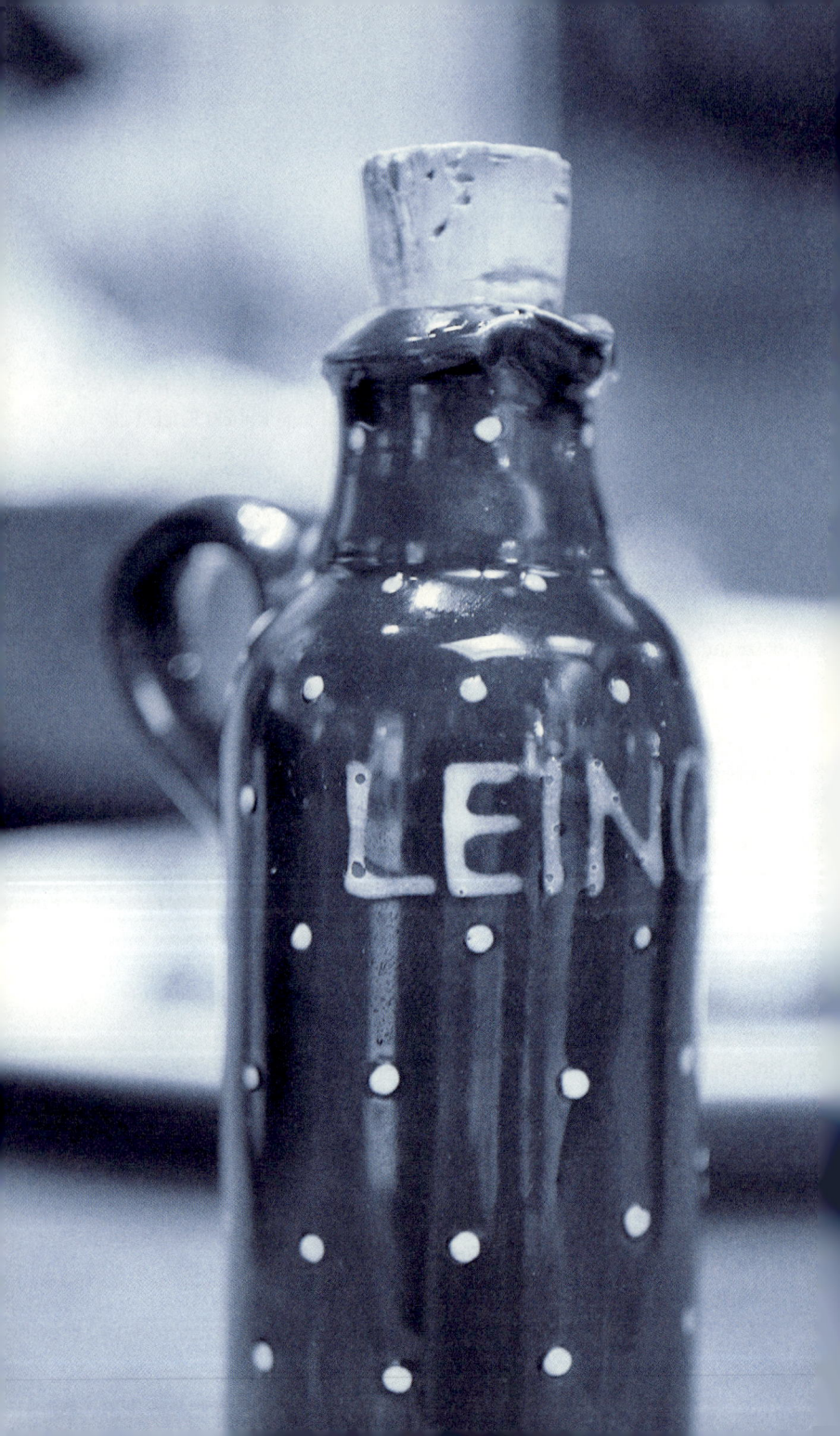

Macht Leinöl glücklich?

Über die Heilkraft des Leins

/ Diabetes, Herzleiden, Krebs: Wie Lein gegen die modernen Seuchen hilft / Hildegard von Bingen und der Heiler aus der Pfalz / Hoffnung für Männer: Das Mittel gegen Haarausfall / Lein: Das Kraut für beinah' alle Fälle

Sie war 26 Jahre alt und sehr schlank, wog um die 45 Kilogramm. Seit zehn Jahren schon litt sie unter psychischen Störungen mit schizophrenen Schüben, Realitätsverlust, abrupten und unerklärlichen Gefühlsschwankungen. Manchmal kam zum Wahn auch noch die Schwermut, sie wurde depressiv, dann wieder hatte sie, zeitweilig jeden Tag, aggressive Ausbrüche. Sie schlief schlecht, dachte oft an Selbstmord, hatte Halluzinationen. Fünf Jahre zuvor hatte sie auch noch epileptische Anfälle gehabt, die sie mit Medikamenten einigermaßen unter Kontrolle hielt.

Hinzu kam ein ganzes Bündel körperlicher Leiden: Tinnitus, das berühmte Pfeifen im Ohr. Das Reizdarmsyndrom, bei dem dauernde quälende Bauchschmerzen auftreten, Hautkrankheiten wie etwa Nesselsucht.

Sie hatte schon mancherlei Therapien versucht, unter anderem mit Psychopharmaka, ohne dass sich die Symptome dauerhaft gebessert hätten. Ein Jahr lang setzte sie alle Medikamente ab, auch das brachte keine Heilung.

Dann begann sie mit der Leinöl-Diät. Täglich bekam sie etwa ein bis zwei Esslöffel der golden glänzenden Flüssigkeit. Schon bald nach der ersten Dosis, nach etwa eineinhalb Stunden, berichtete sie über eine deutliche Besserung ihrer Befindlichkeit. Das könnte natürlich Einbildung gewesen sein, in Erwartung nahender Genesung. Doch die psychischen Ausfälle traten immer seltener auf, bald bemerkten auch die Ärzte, dass die körperlichen Symptome verschwanden.

Schon nach zwei bis drei Wochen verbesserte sich nach Beobachtung der Familie die psychische Lage. Die vormals oft täglichen psychotischen Schübe kamen nur noch einmal im Monat. Ihr Befinden besserte sich deutlich, nach vier Wochen verschwand der Tinnitus, die Hautkrankheiten besserten sich. Und auch das Reizdarmsyndrom schwand – sogar bei ihren zwei Brüdern, die ebenfalls ihre regelmäßige Leinöl-Dosis bekamen. Sie hatten auch das chronische Rumoren im Verdauungstrakt, doch keine psychischen Probleme.

Der Arzt, der sie behandelte, der amerikanische Mediziner Donald O. Rudin, nannte die Patientin schlicht: »Fall 1«. Er nahm sie in eine Studie auf, die die Wirkungen des Leinöls vor allem bei seelischen Leiden untersuchte – und nebenbei auch körperliche Befunde erhob. Die junge Frau ist für ihn ein Beispiel, wie Leinöl Leib und Seele heilen kann.

»Zusammenfassend kann man sagen, dass diese Patientin, allein durch die Behandlung mit Leinöl, eine bemerkenswerte und dauerhafte Verbesserung ihrer chronischen Schizophrenie mit täglichen Schüben gezeigt hat, begleitet von einer Verbesserung der körperlichen Symptome und der psychomotorischen Epilepsie«, schrieb Rudin in einem Artikel über seine Behandlungserfolge mit Leinöl.

Der Artikel ist schon 1981 erschienen – und seither in Vergessenheit geraten (was vielleicht auch daran lag, dass er über die üblichen elektronischen Suchmaschinen nicht zu finden ist). So ist Rudins Studie eine der wenigen geblieben, die systematisch die Wirkungen des Leins auf die Psyche untersucht haben.

In großer Zahl sind allerdings Forschungsarbeiten erschienen, die sich mit den Wirkungen von Fischöl und auch Omega-3-Kapseln auf die Psyche beschäftigt haben (zu Omega-3 siehe auch Kapitel 4).

*Je frischer, je besser: Nur kaltgepresstes Leinöl
enthält die heilsamen Inhaltsstoffe*

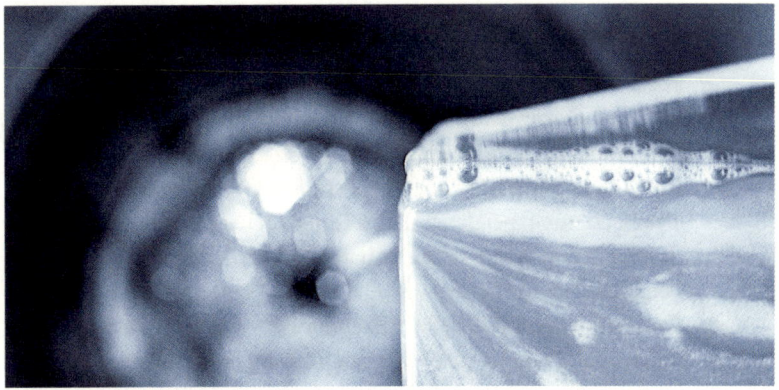

Zumindest bei Depressionen brachte die simple Behandlung mit solchen Fetten oft eine deutliche Besserung. Zum Beispiel in einem schottischen Krankenhaus. Eine 45-jährige Frau, die häufig an manisch-depressiven Episoden gelitten hatte, mal himmelhochjauchzend, mal zu Tode betrübt war, kam ins Hospital, weil sie schnell und zusammenhanglos sprach, Halluzinationen hatte und Stimmen hörte. Sie hatte bislang Psychopharmaka bekommen, mit unterschiedlichem Erfolg. Jetzt bekam sie Omega-3-Fettsäuren in Gestalt von Fischöl, vier Gramm täglich.

»Das Ergebnis übertraf sämtliche Erwartungen aller Beteiligten«, schreibt die US-Autorin Jean Carper: »Innerhalb einer Woche war die Psychose der Frau verschwunden. Innerhalb von zwei Wochen normalisierte sich ihre Sprache, obgleich die Patientin zunächst noch sehr instabil war. Nach vier Wochen konnte sie aus dem Krankenhaus entlassen werden.«

Ähnliche Erfolge feierten schottische und auch amerikanische Mediziner mit Leinöl, das ebenfalls Omega-3-Fette in großen Mengen enthält. »Ich weiß nicht genau, warum«, sagt Andrew Stoll, Direktor des pharmakologischen Harvard-Forschungslabors am McLean Hospital in Belmont im US-Bundesstaat Massachusetts,

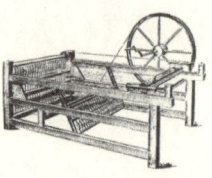

»aber Leinöl scheint ebenfalls antidepressiv und stimmungsstabili-
sierend zu wirken.« (siehe Hans-Ulrich Grimm / Bernhard Ubbenhorst: Die Ernährungslüge)

Dr. Emanuel Severus, Arzt an der Klinik und Poliklinik für Psych-
iatrie und Psychotherapie der Ludwig-Maximilians-Universität
München, kennt die Fälle von depressiven und manisch-depressiven Patienten, bei denen Leinöl eine deutliche Besserung der Befindlichkeit gebracht hatte. Er hat in Harvard studiert und bei den
Forschungen von Andrew Stoll mitgearbeitet.

Aufgrund der Inhaltsstoffe, namentlich der Omega-3-Fette im
Leinöl, hält er die Berichte über Befindlichkeitsverbesserung durch
Leinöl für durchaus plausibel und glaubhaft.

Severus ist überzeugt, »dass Leinöl eine antidepressive Wirkung
haben könnte«. Er vermutet: »Es könnte durchaus sein, dass Leinöl
eine vergleichbare Wirkung wie Fischöl hat, vielleicht sogar noch
stärker antidepressiv ist.«

Macht Leinöl glücklich?

Für gesicherte Aussagen oder gar Empfehlungen für eine Leinöl-
Therapie bei psychisch Kranken sei es jedoch noch zu früh: »Über
die psychischen Wirkungen wissen wir noch zu wenig.« Die Untersuchungen von Rudin, meint Doktor Severus, seien zwar solide
und seriöse Hinweise für positive Wirkungen auf Seele und Gemüt.
Es fehle allerdings noch an eindeutigen wissenschaftlichen Studi-
en, die die Wirkungen des Leins auf den Gefühlshaushalt belegen.
Die bisherigen Forschungen beschäftigten sich zumeist mit Fisch-
öl-Kapseln oder Omega-3-Kapseln.

Wichtig ist die Dosierung: Die optimale Dosis ist nicht bekannt
– und es kann sie wohl auch nicht in gleicher Höhe für alle Menschen geben. Severus empfiehlt ein bis zwei Teelöffel pro Tag – und
weist auch auf die möglichen Effekte bei höherer Dosierung hin:
»Es gab auch schon einige Fälle von manischen Episoden durch
überhöhte Dosierung«, und zwar sowohl bei Leinöl als auch bei

Präparaten, die bestimmte Bestandteile des Fischöls enthielten (die Fettsäuren Eicosapentaensäure und Docosahexaensäure, mit den Kürzeln EPA und DHA).

Die psychischen Effekte des Leins sind vergleichsweise neu. Doch Lein als Heilmittel hat eine lange Tradition: In manchen Gegenden, etwa dem Spreewald, galt es als Hausmittel gegen allerlei Alltagsleiden, wie etwa Verstopfung (siehe Kapitel 1). Auch in der Erfahrungsmedizin hat es seit langem seinen Platz: Schon in der klassischen Antike, später im Mittelalter und der frühen Neuzeit rieten Heilkundler bei einigen Krankheiten zu Leinöl und Leinsamen. Seit die segensreichen Wirkungen der Omega-3-Fette verstärkt Beachtung finden, richtet sich das Interesse auch auf das Leinöl. Denn es hat unter allen Nahrungsmitteln die höchsten Gehalte an Omega-3-Fett. Darum kann Leinöl auch als wichtiger Kandidat gelten bei der Suche nach vorbeugenden Mitteln gegen zahlreiche Krankheiten – und gegen die Folgen des Alterns. Leinöl-Produzenten jedenfalls versuchen, ihr Erzeugnis gleichsam als Anti-Aging-Wunderwaffe zu verkaufen – was durch wissenschaftliche Erkenntnisse nicht in jedem Fall gedeckt ist.

Mehr und mehr Mediziner indessen warten mit seriösen wissenschaftlichen Untersuchungen auf, für Wirkungen des Leins und seiner Bestandteile bei einer überraschend großen Menge von Diagnosen, von Arthritis über Herzkrankheiten bis zur Zuckerkrankheit. Dabei ist es eine relativ geringe Menge, die zum Einsatz kommt: Eine tägliche Dosis von einem Teelöffel, wenigen Gramm Leinöl also, hat ein relativ breites Spektrum an Wirkungen; es kann die Blutwerte verbessern und somit Herz- und Kreislaufleiden vorbeugen, es kann die Stimmung stabilisieren und den Blutzuckerspiegel und den Blutdruck senken. Selbst gegen Krebs kann Lein helfen. Bei Brustkrebs etwa oder an der Prostata, auch beim Darmkrebs. Es gibt jedenfalls einige Ergebnisse neuerer Forschungen, die Lein und seine Bestandteile zur Vorbeugung und sogar bei der Behandlung

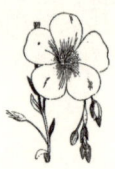

einiger Tumore erprobten. Immer mehr Ärzte und auch Kliniken nutzen daher die Heilkraft des Leins (siehe Kapitel 4).

Dass relativ geringe Mengen von Leinöl und Leinsaat erhebliche Wirkungen haben, liegt an den Wirkstoffen: Sie haben gewissermaßen eine Hebelwirkung, weil sie an den zentralen Schaltstellen des Körpers ansetzen – und damit eine Fülle von Folgereaktionen auslösen können. Es sind zum einen die Omega-3-Fette im Lein: Diese wirken zum Beispiel direkt im Gehirn – sie können damit eine ganze Reihe von Körpervorgängen beeinflussen und bestimmen dort auch den Zustand von Verstand und Psyche. Omega-3-Fette wirken aber auch in den Blutbahnen – und sind damit bei Herz und Kreislauf von Bedeutung.

Ein zweiter wichtiger Bestandteil des Leins sind die so genannten Lignane: Dabei handelt es sich um hormonartige Stoffe, die in das Steuerungssystem des Körpers eingreifen können – und damit bedeutsame Reaktionen auslösen können.

Bei Hormonen sind schon geringste Mengen von größter Bedeutung, gerade bei den Geschlechtshormonen: Das Sexualhormon ist beim Mann in einer Konzentration von sechs Mikrogramm pro Liter Blut vorhanden: sechs Millionstel Gramm also. Das entspricht einem Gramm Testosteron verteilt auf 1666 Badewannen mit je 100 Litern Inhalt. Frauen haben etwa ein Zehntel davon.

Lignane wirken wie das weibliche Geschlechtshormon Östrogen – und sind damit vor allem wirksam bei Krebserkrankungen, die hormonell bedingt sind, wie dem Prostatakrebs und dem Brustkrebs.

Lignane gelten aber bei geschäftstüchtigen Pharmafirmen als wahre Anti-Aging-Wunderwaffen: Sie helfen sogar gegen Haarausfall. Das behauptet jedenfalls der Pharmahersteller Acatris, der sein Präparat LinumLife sogar in einer »Pilotstudie« mit zehn von Haarausfall betroffenen Männern im Alter zwischen 20 und 70 getestet hat. In einer Stellungnahme des Konzerns ist von einer deutlich sichtbaren Besserung nach sechs Monaten Studiendauer die Rede. Bevor allerdings allzu große Hoffnungen in Bevölkerungs- kreisen mit gelichtetem Haupthaar sprießen: Die Studie war sehr klein und entsprach auch nicht unbedingt hohen medizinischen Standards.

Haar-Erhalt hin oder her: Lein wirkt. Lein kann auch heilen. Lein ist fast so etwas wie ein medizinisches Universalkraut, das seit lan- gem in der Apotheke von Mutter Natur bereitgehalten wird. Doch erst jetzt scheinen die Erfahrungen der alten Heilkundler eine späte wissenschaftliche Bestätigung zu erfahren.

Zu den klassischen Einsatzgebieten des Leins zählen Hautkrank- heiten. Schon der griechische Ur-Arzt Hippokrates, der 460 – 377 vor Christus lebte und von der Insel Kós stammte, einem Eiland im ägäischen Meer vor der Küste der Türkei, setzte auf Lein. Hippo- krates, auf den die Ärzte noch heute ihren Berufseid ablegen, nahm Lein bei Katarrh, Leibweh und Durchfall.

Auch bei Geschwüren, Darmträgheit oder Husten war ihm Lein ein probates Mittel. Hippokrates wurde zum Begründer einer ganzen medizinischen Schule. Da er und seine Anhänger und Nachfolger, die so genannten Hippokratiker, sich naturgemäß in vielen heil- kundlichen Dingen auf die überlieferten Erfahrungen der Volks- medizin stützten, reicht die Geschichte des Leins als Heilpflanze noch viel weiter zurück.

Mit dem Siegeszug der Naturwissenschaften und der modernen Chemie und Pharmazie gerieten die alten Rezepte in Vergessenheit – und kommen erst in neuerer Zeit, vor allem seit der Wende zum dritten Millennium, wieder ins Bewusstsein. Jetzt allerdings können mit den modernen Methoden von Pharmazie und Medizin die ur- alten Geheimnisse des Leins entschlüsselt werden. Jetzt kann auch geklärt werden, welche Substanzen in Leinsamen und -öl wirksam wurden, und auf welchen Mechanismen die Rezepte von Hippo- krates & Co. beruhten. Ihre Therapieempfehlungen zur Anwendung des Leins fußten allein auf einem empirisch erworbenen Erfahrungsschatz der Volksmedizin.

Der Einsatz von Leinöl bei Sonnenbrand etwa, den vor Hippokrates schon die alten Ägypter propagierten, hat eine wissenschaftliche Berechtigung: Der Gehalt an Vitamin E im Öl sorgt für einen so genannten antioxidativen Schutz der Haut, der sie vor Schäden durch UV-Strahlen der Sonne bewahrt.

Vor allem der Reichtum an mehrfach ungesättigten Fettsäuren hat dem Lein eine prominente Stellung verschafft. Keine andere Pflanze hat einen so hohen Anteil an den berühmten Omega-3-Fettsäuren: Mehr als 50 Prozent sind es im Leinöl. Beim Raps, der neuerdings von Landwirtschaftsverbänden und Gesundheitsorganisationen als Omega-3-Öl beworben wird, sind es nur 9 Prozent. Die Seefische, bislang die prominentesten Omega-3-Lieferanten, kommen sogar nur auf 3 Prozent.

Leinöl und Leinsamen enthalten zudem zahlreiche andere heilsame und schützende Inhaltsstoffe, beispielsweise die Faserstoffe, oder auch so genannte sekundäre Pflanzenstoffe wie die antioxidativ wirkenden, phenolischen Substanzen. Erst in neuerer Zeit kamen auch die hormonähnlichen Wirkungen der bisher kaum beachteten Lignane ans Licht.

Sie sind auch verantwortlich für den Aufstieg des Leins zum Anti-Aging-Hoffnungsträger, segensreich bei Mann (Glatze, Prostata) und Frau (Witwenbuckel, Wechseljahre) in den Jahren des dritten Frühlings und danach.

Von Hormonen und anderen Hintergründen moderner Körperlehren, von Anti-Aging gar wussten die Gurus der Antike noch nichts: Sie erreichten Ruhm mit Theorien, die heute etwas obskur anmuten, aber damals ein Fortschritt waren gegenüber dem Geisterglauben der Stammesmedizin.

Die Hippokratiker erklärten den Körper mit Hilfe der Lehre von den Säften. Es waren derer vier: Blut, Schleim, gelbe Galle, schwar-

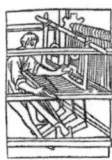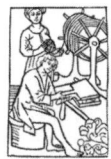

ze Galle. Krankheit entstünde, wenn diese Säfte ins Ungleichgewicht gerieten, und Heilkunst mithin in dem Versuch, die Ausgewogenheit der Körpersäfte wieder herzustellen. So konzentrierten sich die Jünger des Hippokrates auf die Ausscheidung der »kranken« Säfte mittels Aderlass, Schröpfen – oder Abführmitteln wie etwa Lein.

Dies hilft dann, beispielsweise, bei Verstopfung – ein Effekt, den auch die hiesigen Großmütter schon kannten, und der medizinisch ganz einfach zu erklären ist:

Bei Verstopfung geht es im Darm nicht recht voran, die Überreste der Speisen verharren reglos. Die Samenschalen der Leinsaat nun enthalten Schleimstoffe, die für Bewegung sorgen, indem sie aufquellen und so den Umfang des Darminhalts vergrößern. (Für Hobby-Chemiker: Analytisch betrachtet handelt es sich bei den Schleimstoffen um so genannte Mehrfachzucker oder Polysaccharide, die im Darmtrakt große Mengen Wasser binden können und dabei aufquellen.)

Durch das vergrößerte Volumen nun drückt der Darminhalt auf die Darmwand und löst damit die so genannte Peristaltik aus, ein wellenförmiges Zusammenziehen seiner ringförmigen Muskulatur. Dadurch wird der Darm veranlasst, den Inhalt an die frische Luft zu befördern. Der große Anteil unverdaulicher Ballaststoffe in der Leinsaat befördert diesen Effekt zusätzlich. So ist seit Hippokrates ein Esslöffel Leinsamen, dreimal täglich zusammen mit reichlich Wasser aufgenommen, das Mittel der Wahl bei Verstopfung.

Die mittelalterliche Äbtissin Hildegard von Bingen (1098–1179) stellt die Heilkraft des Leins für äußerliche Anwendung bei Krankheiten wie bei Gürtelrose oder bei Verbrennungen in den Vordergrund: »Und wer irgendwo an seinem Körper durch Feuer gebrannt wurde, der koche Leinsamen in Wasser bei großer Hitze und tauche ein leinernes Tuch in das Wasser und lege es warm auf die Stelle, wo er gebrannt wurde, und das Tuch zieht die Verbrennung heraus«, schreibt sie in ihrer Abhandlung *Physica*.

Auch heute noch kommt der Lein bei Hautkrankheiten wie etwa Psoriasis (Schuppenflechte) zum Einsatz. Pharmazeutisch wirksam sind dabei die wundheilenden Inhaltsstoffe des Leinsamens, die auch in zahlreichen Salben aus der Apotheke und auch in kosmetischen Produkten Anwendung finden. Die mehrfach ungesättigten Fettsäuren wie etwa die Omega-3-Fettsäure Alpha-Linolensäure im Leinöl bewirken die schnelle Wundheilung und Regeneration der Haut. Neben den entzündungshemmenden und antibakteriellen Eigenschaften der Fette ist die starke Vernetzung der Fettsäuren unter Sauerstoffeinfluss der Hauptgrund für die beschleunigte Wundheilung. Auf der Wunde bildet sich dadurch ein schützender Film, der das empfindliche nachwachsende Hautgewebe vor Beschädigung und Austrocknung schützt. Die Haut wird außerdem geschmeidiger, behält ihre natürliche Feuchtigkeit. Zudem werden harter Schorf und Krusten in der Wunde aufgeweicht.

Die wie eine Heilige verehrte Hildegard kombinierte in ihren Werken das Wissen der Volksmedizin mit jenen des Hippokrates und anderer Medizinlegenden des Altertums, so etwa des Celsus aus Rom (25 v. Chr. – 50 n. Chr.) oder eines griechischen Anatomen namens Galen (129 – 199 n. Chr.), der in Rom wirkte. Viele Aspekte der heutigen Pflanzenheilkunde und Naturmedizin gehen auf das Wirken der Hildegard von Bingen zurück.

Interessanterweise hat die Heilkraft des Leins allerlei Körpertheorien überdauert – und kam über Jahrhunderte, ja sogar Jahrtausende immer wieder zu neuer Blüte.

Auch der berühmte Mediziner und Naturheilkundige Theophrastus Bombastus Philippus von Hohenheim (1494 – 1541) wusste natürlich um die heilenden Kräfte des Leinsamens und -öls, die er zum Beispiel bei Husten und Atemwegserkrankungen empfahl.

Und Theophrastus von Hohenheim war es, der es als Erster wagte, die in den Universitäten des 16. Jahrhunderts immer noch gelehrte Viersäfte-Medizin kritisch zu hinterfragen. Denn seine Erkennt-

*Auf die Haut: Die heilige Hildegard von Bingen setzte
Leinsaat äußerlich ein – Kosmetikkonzerne nehmen sie
für ihre Schönheits-Rezepturen*

nisse aus naturheilkundlichen Studien und Behandlungen an den medizinischen Fakultäten in Wien und
im italienischen Ferrara ließen ihn
an der Viersäfte-Theorie zweifeln.
Auch die immer besser werdenden
Kenntnisse der menschlichen Anato-
mie in dieser Zeit standen im kras-
sen Gegensatz zur Säfte-Theorie. Die
Behandlung von Krankheiten nur auf
das höchst theoretische Zusammenspiel von Körpersäften zurückzuführen erschien ihm zu kurz gegriffen.
Theophrastus Bombastus von Hohenheim lehrte als Erster, dass die

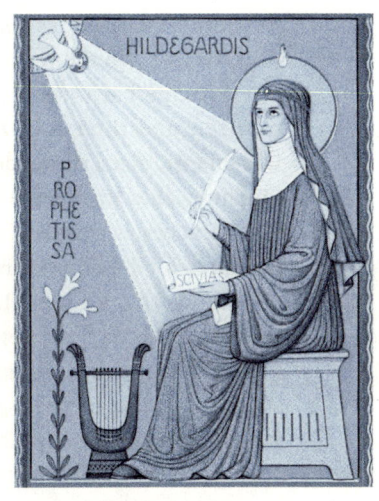

Ursache vieler Krankheiten durch äußere Einwirkungen auf den
Körper entstehen und sich durch den Einsatz bestimmter heilen-
der Substanzen, wie sie etwa auch im Lein und anderen Pflanzen
vorhanden sind, heilen lassen. Er kritisierte die praxisfernen Theorien seiner Standeskollegen, die sich trotz neuerer Erkenntnisse
auf die mehr als tausend Jahre alten Lehren aus dem Antiken Rom
stützten.

Er selbst soll sich daher den Beinamen Paracelsus gegeben haben,
unter dem er heute wesentlich bekannter ist als unter seinem kraft-
voll klingenden Geburtsnamen, der dem deutschen Sprachschatz
das Wort »bombastisch« bescherte: So bezeichneten die zeitgenös-
sischen Kritiker seine damals ungehörigen Theorien.

Paracelsus war ein Neuerer, ein Modernisierer der Medizin, der im
Übrigen als Erster auch auf Deutsch lehrte, was die Überprüfbar-
keit seiner Theorien deutlich erleichterte.

Ein anderer Modernisierer – und Lein-Fan – war ein Pfälzer aus
Bergzabern: Jacob Ditter, genannt Tabernaemontanus (1522 – 1590).

Er widmete sein ganzes Leben der Pflanzenwelt und ihrer heilenden Wirkung. Von ihm sind in seinem 1588 veröffentlichten Werk »New Kreuterbuch« sehr umfangreiche Beschreibungen der Heilpflanzen und ihrer medizinischen Wirkungen überliefert. Der Leinpflanze, den Leinsamen und dem Leinöl widmet er darin ein umfangreiches Kapitel mit liebevoll gestalteten Illustrationen und detailliert beschriebenen Therapieanweisungen.

So empfiehlt Tabernaemontanus etwa bei Erkältungskrankheiten ein Mus aus gepulvertem Leinsamen und Honig, das den Husten mildern, die Bronchien frei machen und das Halsweh lindern soll. Bei Schnupfen schwor er auf das Inhalieren des Dampfes, der entsteht, wenn Leinsamen auf glühende Kohlen gestreut werden. Leinsamen mit Rosinen empfiehlt er bei Schwindsucht.

Vielfach fand Lein Verwendung bei Problemen im Magen und Darmtrakt: Bei Bauchgrimmen und Verstopfung nahm der Heiler Bauchbinden, die getränkt waren mit gekochten Leinsamen oder, mit Öl vermischt, in ein Klistier gefüllt wurden. Ein Trank aus gekochter Leinsaat, mit Honig und Öl verrührt, war sein Rezept gegen Entzündungen im Verdauungstrakt. Das Einreiben des Bauches mit Leinöl soll bei Magenschmerzen ebenfalls hilfreich sein. Eine Mixtur aus geröstetem Leinsamen mit Essig heile Durchfall und gar die Symptome der Ruhr.

Leinenblätter verwendete Tabernaemontanus als Auflage für eitrige Geschwüre. Die Wunden sollten sich damit schneller öffnen. Eine vergleichbare Wirkung nach Art einer Zugsalbe versprach er bei eitrigen Beulen: Da sollte eine Mischung aus gekochtem Leinsamen und Öl die Geschwulst als Pflaster bedecken, schmerzlindernd wirken und die harten Beulen aufweichen.

Bei Nasenbluten hülfe, so der Gelehrte, gedörrter und zerstoßener Leinsamen, der mit Essig vermischt auf die Stirn gelegt werden sollte. Bei rissigen und trockenen Nägeln riet Tabernaemontanus zu einer Paste aus zerstoßenem Leinsamen und Kressekraut.

Von Leinöl war er ganz besonders angetan: Er empfahl es (äußerlich) gegen Seitenstechen und Gürtelrose und (innerlich) gegen Atembeschwerden aller Art. Dabei solle ausschließlich frisches Leinöl verwendet werden, da das ältere sehr unbekömmlich sei und »Unwillen« hervorrufe. Frisch eingenommen wirke es in seiner Medizin auch gegen Nieren- und Blasensteine sowie beim »Lendenweh« im harnleitenden System.

Die »Gebresten des Hinderen« (Hämorrhoiden, Afterfissuren und -schrunden sowie die so genannten Feigwarzen) therapierte Tabernaemontanus ebenfalls mit Leinöl; vermischt mit Rosenöl oder Seeblumenwasser nahm er es bei fiebrigen Wunderkrankungen.

Für die äußerliche Anwendung des Leins bei Schuppenflechte und anderen Hauterkrankungen zitiert er die etwas alchimistisch anmutenden Erkenntnisse eines italienischen Kollegen aus Siena, Pier Andrea Mattioli, genannt Matthiolus (1501–1577). Der empfiehlt, ein kleines Leintüchlein über einer Messingschale anzuzünden, den brennenden Flicken darin abzulegen und zu warten, bis es erloschen ist. Entferne man das verkohlte Textil aus der Schale finde sich auf deren Boden ein Fleck »fester Flüssigkeit«, ein klebriger Film, mit dem die Flecken und Flechten der Haut eingerieben werden sollen. Werde das an mehreren Tagen nacheinander wiederholt, so würden die schrundigen, schuppigen Hautstellen ganz gelb und fielen kurz danach gänzlich vom Körper ab.

Für die heilenden Wirkungen des Leins mit diesen manchmal abenteuerlich klingenden Therapievorschlägen gab es bis ins 20. Jahrhundert noch keine wissenschaftlich befriedigende Erklärung.

Erst die moderne medizinische Forschung vermochte das gesunde Geheimnis des Leins zu lüften. Die historisch belegten Heilwirkungen sind vor allem auf den hohen Gehalt der berühmten Omega-3-Fettsäuren in Leinsamen und Leinöl zurückzuführen.

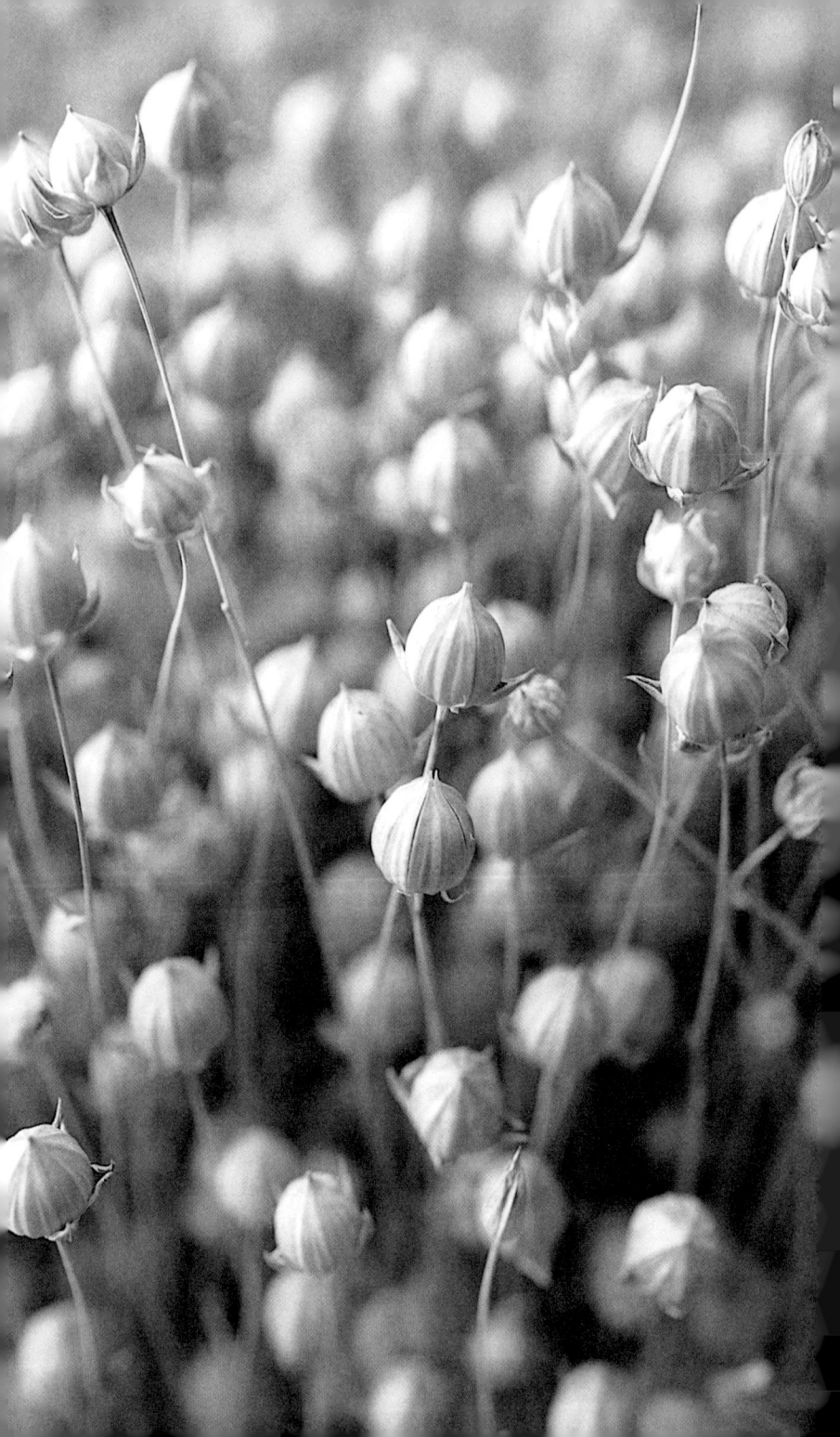

Das Omega-3-Wunder

Lein: Die beste Quelle für die feinen Fette

/ Gesund in der Kälte: Das Geheimnis der Eskimos / Der heimliche
Omega-3-König: Warum spricht keiner vom Lein? / Futter für die grauen
Zellen: Lein und die Evolution des Gehirns

Sie leben weit oben im Norden, werden kaum von Touristen besucht und nur selten von Forschern. Dennoch wurden sie zu der Bevölkerungsgruppe auf unserem Planeten, die vermutlich am wichtigsten war für den medizinischen Fortschritt: die Eskimos. Trotz widriger Lebensumstände (Kälte, Eisbären, eine lange Zeit in Finsternis) sind sie auffallend gesund, vor allem am Herzen. Mehr noch: Gerade ihr Lebensstil fernab der Zivilsation führt offenbar zu besonders robuster Körperkonstitution.

Es war der britische Biochemiker Hugh Sinclair, der bei einer Expedition zu den kanadischen Eskimos im Jahre 1944 verblüfft feststellte, dass die Leute in den eisigen arktischen Regionen sehr viel seltener an Herz-Kreislauf-Erkrankungen leiden als anderswo.

Weltweite Popularität erhielt das Thema allerdings erst seit den Siebzigerjahren des vergangenen Jahrhunderts, als die dänischen Forscher Jorn Dyerberg und Hans Olaf Bang zusammen mit ihrem Kollegen Sinclair auch das Ernährungsverhalten der Eskimos in Grönland untersuchten und dort feststellten, dass jene aus dem Distrikt Umanak an der Nordwestküste, die sich noch traditionell ernährten, seltener an Herz-Kreislauf-Krankheiten litten als ihre Landsleute von der Ostküste, die sich schon an importierte Supermarktkost gewöhnt hatten.

Erstaunlich war die geringe Herzinfarktrate der Eskimos (die sich selbst »Inuit« nennen, was »Mensch« bedeutet) vor allem deswegen, weil diese vornehmlich tierisches Fett essen, den fetten Fisch und

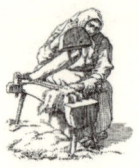

den Speck von Robben und Walen. Solches aber galt den Ernährungsexperten eigentlich als ungesundes Teufelszeug. Zudem verzehren die Eskimos kaum Gemüse oder Obst – naheliegenderweise, da dort im Frost Tomaten und Äpfel nicht gedeihen wollen.

Trotz Obst-Askese und Fett-Vorliebe, trotz hartnäckigen Zuwiderhandelns also gegen die Lehren der Ernährungspäpste blieben die Eskimos herzgesund, gesünder sogar als jene, die sich an das Dogma von Fett als Feind hielten.

Das brachte die Dogmen der Herzschutz-Lehre ins Wanken. Denn: Gerade der fette Fisch, den die Eskimos so lieben, schützt sie vor den Leiden der Zivilisation.

Nun wandten sich also die Forscher dem Fisch und seinem Fett zu, um das Geheimnis zu lüften, was denn nun das Gesunde daran sei. Und es stellte sich heraus: Es sind die so genannten Omega-3-Fette.

So begann die weltweite Karriere des Fisches als Omega-3-Lieferant. Kampagnen für erhöhten Fischverzehr wurden gestartet.

Fisch wurde zerlegt, das Fischfett vom Fischgeschmack befreit, pulverisiert und als Herzschutz-Zutat für Brote und Kuchen verkauft. Omega-3-Kapseln wurden eingeführt.

Was dabei nicht bedacht wurde: Viele andere Nahrungsmittel enthalten gleichfalls Omega-3-Fette. Milch und Käse beispielsweise haben doppelt so viel davon, wenn die Kühe statt des üblichen Kraftfutters Gras als Futter bekommen. Die Industrialisierung der Landwirtschaft hat, meinen Experten, zu dem beklagenswerten Rückgang des Omega-3-Verzehrs geführt. So enthalten sogar Fische aus Aquakulturen weniger Omega-3 als ihre frei schwimmenden Verwandten.

Absoluter Omega-3-König unter den traditionellen Lebensmitteln aber ist – der Lein, insbesondere das Leinöl.

Vermutlich ist der Rückgang der Lein-Kultur in Mitteleuropa ein wichtiger Grund für den Rückgang der Omega-3-Versorgung –

und womöglich eine wichtige Ursache für die Ausbreitung all der
Leiden, die mit zu geringem Verzehr dieser feinen Fette einher-
gehen.

Das in Mitteleuropa früher häufig verzehrte Leinöl ist besonders
reich an diesen so genannten essenziellen Fettsäuren – und enthält
sogar weit mehr Omega-3-Fette als die Fische: 100 Gramm Leinöl
enthalten bis zu 55 Gramm Omega-3-Fettsäuren. 100 Gramm fetter
Meeresfisch wie Lachs, Makrele oder Hering nur etwa 3 Gramm.

Die für den Menschen wichtigsten Omega-3-Fettsäuren heißen
Alpha-Linolensäure (Wissenschafts-Kürzel: ALA), Eicosapentaensäure (EPA) und Docosahexaensäure (DHA). Diese Fette kommen
in der Nahrung fast ausschließlich in Pflanzenölen und im Fisch
vor. Aber: Die meisten Menschen können EPA und DHA problem-
los aus ALA bilden.

Omega-3-Fettsäuren sind der Schlüssel zur Heilung zahlreicher Zi-
vilisationserkrankungen: Sie sind wichtig für Herz und Kreislauf,
die Sehkraft, besonders aber für das Gehirn, für Denkvermögen,
Gefühle, auch für das Verhalten (siehe Kapitel 1).

Omega-3-Fettsäuren sind wichtig für fast alle Körpersysteme.
Ohne sie kann der Mensch nicht leben. Omega-3-Mangel führt zu
zahlreichen Krankheiten, und heilsam ist folgerichtig ein erhöhter
Omega-3-Verzehr. Das ist mit zahlreichen wissenschaftlichen Untersuchungen nachgewiesen.

Dabei sind die Kapseln mit Fischöl und Omega-3-Fett, quasi als
Arznei, beispielsweise bei Herzkranken nicht besonders heilsam,
wie Wissenschaftler im Frühjahr 2006 mit großem Medien-Getöse
verkündet haben – was aber die, gleichermaßen medizinisch nachgewiesenen, Verdienste der Omega-3-haltigen natürlichen Lebensmittel bei der Vorbeugung gegen Krankheiten keineswegs schmälert.

Denn eins ist unbestritten: Der Mensch braucht die feinen Fette.
Er kann sie aus anderen Nahrungsbestandteilen nicht zusammen-
bauen. So ist er darauf angewiesen, sie stets und immer wieder auf-

Fette Zellen: Stand die Leinpflanze
auch am Beginn der Evolution des Gehirns?

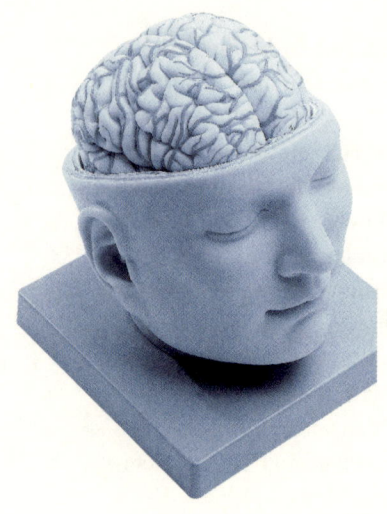

zunehmen (weshalb sie auch als »essenzielle« Fettsäuren bezeichnet werden). Im Wissenschafts-Slang sind sie auch als PUFAs bekannt (»Poly Unsaturated Fatty Acids«, mehrfach ungesättigte Fettsäuren).

In der Geschichte der Menschheit haben die Omega-3-Fette eine kaum zu überschätzende Rolle gespielt. Bei der Entwicklung des menschlichen Gehirns waren sie wohl am wichtigsten, denn sie sind ein wichtiger Baustein für die grauen Zellen. Erst als die Vorfahren des Menschen diesen Baustein in angemessener Menge verzehrten, konnte ihr Gehirn wachsen. Omega-3-Fette war also gewissermaßen die Voraussetzung für die geistige Entwicklung, für Zivilisation und Kultur.

Das Gehirngewicht der menschlichen Spezies hat sich in einem Zeitraum von etwa 2,5 Millionen Jahren bis zur Etablierung des Homo sapiens vor etwa 90.000 Jahren mehr als verdreifacht: Weniger als ein Pfund wog noch das Gehirn des Australopithecus afarensis, etwa 1450 Gramm das des modernen Menschen. Den größten Wachstumsschub gab es beim Homo erectus vor ungefähr 1 Million bis 500.000 Jahren, dessen Gehirn mit etwa 950 Gramm schon fast doppelt so viel wog wie das der Spezies Australopithecus.

Und auch hier galt die ganze Aufmerksamkeit bisher dem Fisch. Bisher nahmen Forscher an, dass vor allem der Fisch die Omega-3-Bausteine zur Verfügung gestellt hat (siehe Hans-Ulrich Grimm / Bernhard Ubbenhorst: Die Ernährungslüge).

Wissenschaftler wie der Brite Michael Crawford, Direktor des Instituts für Hirnchemie und Menschliche Ernährung an der Metropolitan Universität London, und der kanadische Mediziner Stephen Cunnane stellten die These auf, dass erst der Zugang der frühen Menschen-Ahnen in Afrika zu den Fischen der Seen und Meere das Wachstum der Gehirnmasse ermöglichte.

Doch daran wird jetzt Kritik laut. Denn auch Pflanzen enthalten Omega-3-Fette.

Katharine Milton, Professorin an der kalifornischen Berkeley-Universität und Expertin für steinzeitliche Ernährung, hat darauf aufmerksam gemacht, dass gerade die frühen Vorfahren der Menschen sich von vielen Früchten der Natur ernährten – und damit auch Samen, Nüsse, Pflanzen, Früchte und Wurzeln ihren Anteil an der Hirnevolution hatten.

In einem Leserbrief an den Herausgeber des *American Journal of Clinical Nutrition*, einer Fachzeitschrift für Ernährungsmediziner, wies sie darauf hin, dass »eine Ernährung aus 35 Prozent Fleisch und 65 Prozent Pflanzenkost ausreicht, um mehr als das erforderliche Maß an Omega-3-Fettsäuren aufzunehmen, das zum Hirnwachstum erforderlich ist«.

Und der beste Omega-3-Lieferant unter den Nahrungspflanzen ist: Lein. Die Früchte des Leins könnten darum einen bedeutenden, aber bislang völlig vernachlässigten Beitrag für die Evolution des Gehirns und damit des menschlichen Denkvermögens geleistet haben.

Leinpflanzen gab es schon vor 400.000 Jahren, als die Ahnen des Menschen begannen, nicht bloß von der Hand in den Mund zu leben, sondern auch Vorräte aufzuheben. Besonders geeignet für diese frühe Vorratswirtschaft ohne Kühlschrank und Gefriertruhe waren naturgemäß relativ haltbare und robuste Früchte wie die kleinen, glänzenden Leinsamen. Empfindliche Früchte, etwa Himbeeren, waren für die Vorratswirtschaft weitaus weniger geeignet.

Die bisherige Fixierung auf Fische als Omega-3-Lieferanten hat zur Vernachlässigung der Pflanzen und namentlich der Früchte des Leins geführt.

Dabei haben Leinsamen und -öl gegenüber Fischen nicht nur höhere Omega-3-Werte, sondern auch viele andere gesunde Inhaltsstoffe, die erst in jüngster Zeit in ihrer Bedeutung wissenschaftlich gewürdigt werden können. Die Leinpflanze ist damit, verglichen mit den Fischölen, weitaus vielseitiger wirksam.

Das liegt an der Fülle von Wirkstoffen im Lein:

Da sind, zum Beispiel, die so genannten phenolischen Substanzen, die antioxidativ wirken und die Zellen vor der zerstörerischen Wirkung der so genannten freien Radikale schützen. Oder die erst jüngst in ihrer Bedeutung erkannten Lignane, die eine östrogenähnliche Wirkung auf das Sexualhormonsystem des Körpers haben und daher zum Lieblings-Inhaltsstoff der Anti-Aging-Fraktion unter den Leinforschern avancierten – und zudem auch beim Kampf gegen Krebs eine wichtige Rolle spielen können.

Am prominentesten sind aber ganz sicher die Omega-3-Fette.

Dank der vielen Inhaltsstoffe können Leinöl und Leinsamen gegen viele gravierende und teure Volkskrankheiten helfen.

So ist Leinöl gut gegen Arterienverkalkung (die so genannte »Arteriosklerose«), es kann die Cholesterinwerte verbessern und damit Herz- und Kreislaufkrankheiten vorbeugen. Lein wirkt auch bei Entzündungen, stärkt das Immunsystem, es kann sogar gegen die Menschheitsgeißel Diabetes (die Zuckerkrankheit) helfen.

Bei der Arterienverkalkung macht sich der Lein nützlich, weil seine Omega-3-Fettsäuren die so genannten »Freien Radikale« bremsen, die als eine der Hauptursachen für diese Alterskrankheit angesehen werden. Bei zunehmender »Verkalkung« werden die Arterienwände geschädigt, es bilden sich die so genannten Plaques. Das Ergebnis ist erstens eine starre, unflexible Aderwand, zweitens eine Erhöhung des Blutdrucks, und drittens bilden sich kleine Blutgerinnsel (»Thromben«). Diese können zur Verstopfung von Herzkranzarterien führen und damit zum Herzinfarkt oder zum Schlaganfall, wenn im Gehirn die Arterien blockiert werden.

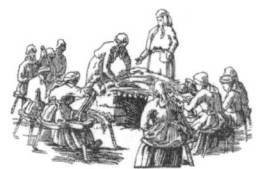

Der positive Effekt des Leinöls und der Leinsamen auf die Elastizität der Blutbahnen zeigt sich besonders deutlich bei Menschen mit schlechten Cholesterinwerten, die bekanntlich ebenfalls ein gewisses Risiko für Herzinfarkt, Schlaganfall und Arterienverkalkung bilden.

Es scheint unglaublich, dass wenige Gramm Lein am Tag so weitreichende Wirkungen haben – doch die Effekte sind in zahlreichen wissenschaftlichen Untersuchungen nachgewiesen (ein kurzes Lexikon der nachgewiesenen medizinischen Effekte findet sich in Anhang 1).

Viele Experimente, die häufig erst zu Beginn des neuen Jahrtausends angestellt wurden, zeigten die heilsamen und vorbeugenden Wirkungen des Leins. Die Forscher untersuchten dabei bei manchen Studien die Effekte des Leinöls, bei anderen den Leinsamen, und bei wieder anderen die Inhaltsstoffe der Pflanze: die Omega-3-Fette etwa oder auch die Lignane.

Ganz schlicht mit einem Löffel Leinsamen und ein paar Scheiben Leinsamenbrot erreichten beispielsweise Forscher im US-Staat New Jersey eine deutliche Verbesserung der Cholesterinwerte. Sie verordneten 15 Patienten mit erhöhten Blutfettwerten eine tägliche Ration von 15 Gramm geschrotetem Leinsamen und jeweils drei Scheiben Leinsamenbrot. Nach drei Monaten zeigte sich eine deutliche Verbesserung der Blutfettwerte: Der Gesamtcholeseringehalt und das so genannte »böse« LDL-Cholesterin waren spürbar gesunken. Zahlreiche andere Untersuchungen kamen zu ähnlichen Ergebnissen. Lein kann somit als überaus preisgünstige und natürliche Konkurrenz gelten für teure und riskante chemische Cholesterinsenker (die so genannten Statine).

Die Forscher fahndeten natürlich auch nach den Ursachen für diese Wirkung, und vermuteten ein Zusammenspiel der verschiedenen Inhaltsstoffe des Leins: der Omega-3-Fettsäuren, der Lignane und auch der antioxidativ wirkenden Substanzen im Leinsamen.

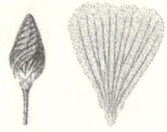

Leinsamen kann auch zur Vorbeugung gegen die Zuckerkrankheit dienen, an der mittlerweile Millionen Menschen leiden und die allein in Deutschland die Krankenkassen jährlich Milliarden Euro kostet.

Denn Lein kappt die Blutzuckerspitzen nach den Mahlzeiten. Das fand der kanadische Forscher Stephen Cunnane heraus. Er verschrieb gesunden Frauen täglich 50 Gramm geschroteten Leinsamen oder Kombinationen aus ganzem Leinsamen und Leinöl. Das Ergebnis: Der Blutzuckeranstieg nach den Mahlzeiten fiel weitaus geringer aus als ohne Lein. Und gerade dieser Anstieg nach den Mahlzeiten gilt als Risikofaktor des Diabetes; Lein hat mithin einen vergleichbaren Effekt wie einschlägige Anti-Diabetes-Medikamente, die auch auf eine Abschwächung des Zuckeranstiegs nach dem Essen abzielen.

Und auch bereits erkrankte Diabetiker könnten davon profitieren: Sie können Insulin sparen.

Eine weitere kanadische Studie des Arztes André Lemay aus Quebec bestätigte den regulierenden Effekt des Leins auf den Blutzuckerhaushalt.

Sechs Monate lang wurden die Blutzuckerwerte älterer Frauen gemessen, die täglich 40 Gramm Leinsamen zu sich nahmen. Nach dem halben Jahr zeigten die Frauen deutlich verbesserte Blutzucker- und Insulinwerte im Vergleich zum Testbeginn.

Damit nicht genug.

Leinsamen wirkt sich auch positiv auf die Niere aus, das lebenswichtige Organ zur Blutreinigung. Wenn sie nicht richtig arbeitet, bleiben giftige Abbaustoffe im Körper, zudem gerät der Wasserhaushalt durcheinander. Der Mediziner William F. Clark aus dem kanadischen London in der Provinz Ontario verabreichte über zwei Jahre täglich 30 Gramm Leinsamen an chronisch Nierenkranke. Am Ende der Studie waren zwar nur noch neun Teilnehmer übrig – der Rest hatte die Leinsamendiät nicht konsequent eingehalten –, doch

*Heilkraft vom Acker: Die Leiden der Zivilisation
werden gelindert durch Lein*

konnten bei ihnen deutlich verbesserte Nierenwerte (»Kreatininwerte«) gemessen werden.

Bestätigt wurden diese Effekte auch durch Tierversuche an Ratten mit Nierenentzündung. Das Befinden der Tiere verbesserte sich durch eine Leinöldiät deulich, die Nierenentzündung ging zurück, und die Nierenfunktion erholte sich schnell. Bei der nachfolgenden Obduktion fanden sich große Mengen von Omega-3-Fettsäuren in der Leber und in den Nieren der Ratten (siehe Anhang 1).

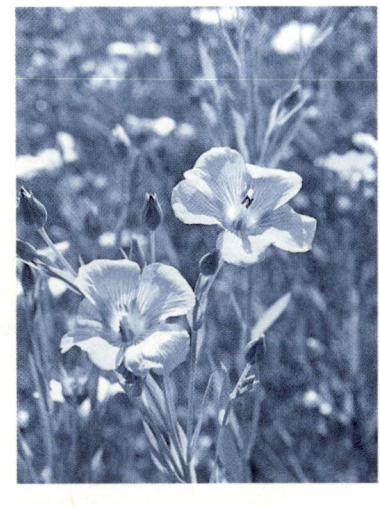

Der nierenschützende Mechanismus des Leinsamens ist noch nicht so richtig aufgeklärt. Doch kann, ähnlich wie bei der cholesterinsenkenden Wirkung, das positive Zusammenspiel der Omega-3-Fettsäuren, der Lignane und der antioxidativ wirkenden Substanzen aus dem Leinsamen als Grund angenommen werden.

Möglicherweise spielt auch der blutdrucksenkende Effekt eine Rolle, der die Niere zusätzlich vor Schäden schützt.

Dass Leinsamen und die darin enthaltenen Omega-3-Fettsäuren den Blutdruck senken können, fand der deutsche Mediziner und Omega-3-Spezialist Peter Singer zusammen mit seinem Kollegen Manfred Wirth in einer Studie mit Bluthochdruck-Patienten heraus. Sie verabreichten 44 Männern mit leichtem Bluthochdruck (»essenzielle Hypertonie«) zwei Wochen lang zusätzlich zu standardisierten Speisen und Getränken entweder 60 Milliliter Olivenöl, 60 Milliliter Sonnenblumenöl oder 60 Milliliter Leinöl. Bei anschließenden Blutdruckmessungen und Stressbelastungstests erwiesen sich die Omega-3-Fettsäuren des Leinöls als sehr wirksam zur Blutdrucksenkung. Selbst bei Stressbelastungstests wiesen die Patienten niedrigere und gesündere Blutdruckwerte auf als zuvor.

Auch sehr erfreulich: Lein verbessert die Stimmung. Zumindest lindert es den Trübsinn und wirkt positiv auf die Psyche. Wissenschaftliche Untersuchungen belegten dies, sogar bei Depressionen, bei sogenannten bipolaren Störungen (früher: manische Depressionen) und Schizophrenie (siehe Kapitel 3).

Das wie ein Hormon wirkende Lignan im Leinsamen lindert die Wechseljahresbeschwerden bei Frauen, wie kanadische Ärzte bei Studien in Quebec herausfanden.

Die Liste der Krankheiten, bei denen Lein vorbeugend oder heilend wirkt, zeigt: Es sind vor allem die wichtigen Zivilisationskrankheiten, die die Krankenkassen und die Beitragszahler jedes Jahr Milliarden kosten. Diese Krankheiten sind in den letzten 150 Jahren zum Massenphänomen geworden – just in jenem Zeitraum also, in dem Leinöl und Leinsamen aus der Volksernährung verschwanden. Jetzt mehren sich auch die Erkenntnisse über die Effekte des Traditionskrauts gegen die modernen Leiden.

Wo Licht ist, ist indessen auch Schatten, und wo Wirkungen sind, da kann es auch Nebenwirkungen geben. Leinöl steht in dem Ruf, bestimmte Nebenwirkungen zu haben – was daran liegt, dass es höchstens drei Monate hält. Altes, durch Oxidation der Fettsäuren ranzig gewordenes Leinöl aber kann Übelkeit verursachen – wie andere ranzige Fette auch. Es kann in hoher Dosis auch zu Vergiftungen führen. Daher ist in Frankreich der Verkauf des Leinöls zu Lebensmittelzwecken sogar verboten. Wobei das ranzige Öl eigentlich vor sich selbst warnt: durch extrem unangenehmen Geruch. Im Übrigen sollte Verderbnis nicht als Argument gegen Leinöl gewandt werden: Fleisch oder Eier, die verdorben sind, sind schließlich auch ungesund.

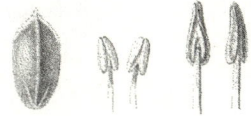

Weiterhin kursiert die Befürchtung, Leinsamen könne zur Blausäurevergiftung führen. Das ist möglich, jedoch erst bei sehr hohen Mengen realistisch.

Die theoretisch gesundheitsgefährdende Dosis liegt bei 100 Gramm Leinsamen pro Tag. Solche Verzehrsmengen sind jedoch eher unwahrscheinlich und teelöffelweise am Tag kaum zu schaffen. Bislang ist kein einziger Fall einer Blausäurevergiftung durch Leinsamen bekannt geworden. Außerdem verfügt die menschliche Leber über ein sehr wirksames Entgiftungssystem, das die giftige Blausäure in das ungefährliche Rhodanid umbaut (bis zu 30 Milligramm täglich).

Diese möglichen Nebenwirkungen verblassen jedoch angesichts der gesundheitsfördernden Eigenschaften der Früchte des Leins.

Leinsamen und Leinöl stellen gleichsam eine Universalapotheke bereit für zahlreiche Erkrankungen – und zu ihrer Vorbeugung.

Vielleicht am spektakulärsten ist dabei die Entdeckung, dass *Linum usitatissimum*, der überaus nützliche Lein, auch als Waffe im Kampf gegen den Krebs einsetzbar ist.

Das hatte die deutsche Biochemikerin Johanna Budwig schon im letzten Jahrhundert behauptet – doch sie konnte sich damit in der Medizin nicht durchsetzen.

Jüngste Erkenntnisse um die Wirkungen der Omega-3-Fettsäuren und der anderen Lein-Inhaltsstoffe gegen Krebs rücken nun, nach ihrem Tod, ihre Ansichten in ein neues Licht.

Dabei hatte sie schon damals bei ihren schwer kranken Patienten Erfolge, die selbst hoch angesehene Krebsspezialisten nur staunend bewundern konnten.

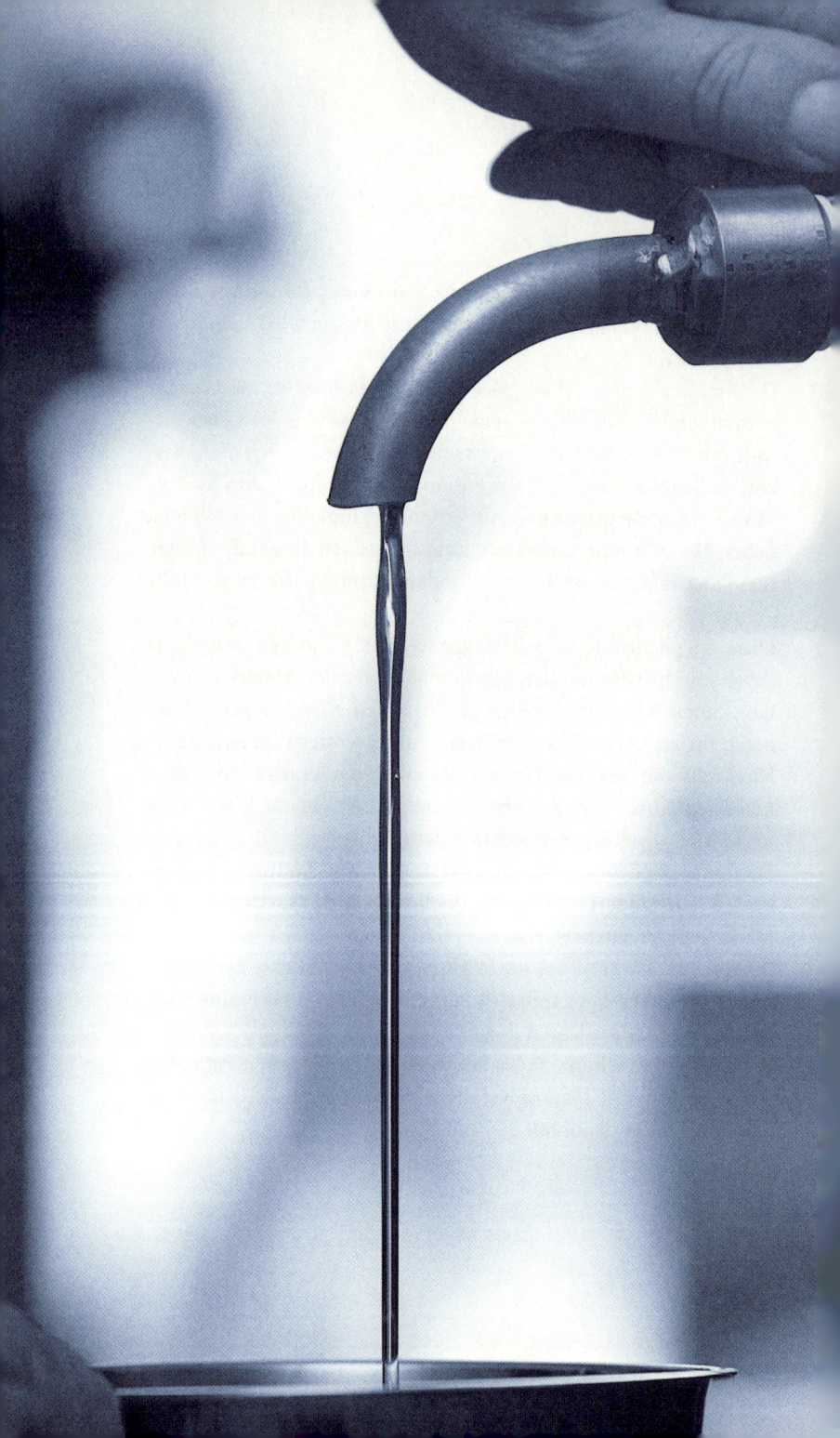

Goldene Mischung

Leinöl gegen Krebs

/ Der Hautkrebs verschwand, und der Professor wunderte sich
/ Die militante Dame aus dem Schwarzwald und ihre sanften Rezepte
/ Vorträge in Tokio, Moskau, Chicago / Forscher finden die Geheimnisse
des Leins

Die Patientin hatte Hautkrebs, in der Arztsprache ein malignes
Melanom. Ein Teil war schon operiert worden, am linken Ober-
schenkel. Doch ein Jahr später bildeten sich Tochtergeschwüre, so
genannte Metastasen, zuerst an der linken Schläfe, dann links am
Hals. Sie wurden bestrahlt und bildeten sich zurück – vorübergehend. Doch dann, diesmal war kein halbes Jahr vergangen, waren
überall Flecken zu sehen, es kam zu »einer generalisierten Meta-
stasierung in der Haut«. Weitere Behandlungsversuche blieben er-
folglos. Der Krebs drohte sich immer weiter auszubreiten. Eine le-
bensbedrohliche Situation.
Professor Werner Hellriegel, Direktor der Strahlenklinik am Stutt-
garter Katharinenhospital, wusste sich bei dieser Patientin nicht
mehr zu helfen.
Umso überraschter war er, als er sie einige Zeit später wieder traf
– weitgehend gesund.
Es hatten sich »alle Lymphknoten und Hautmetastasen zurückgebildet«, zudem hätten sich »alle blutchemischen Befunde nor-
malisiert«, notierte er verwundert. »Ein solches Ereignis habe ich
bisher bei metastasierenden malignen Melanomen noch nie beobachtet.«
Der Professor hatte zur Feder gegriffen, weil er erfahren wollte, was
mit der Patientin geschehen war, welche Behandlung sie erfahren
hatte, bei jener Heilpraktikerin im Schwarzwald.

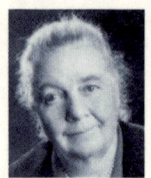

Pionierin der Leinöl-Therapie:
Die Apothekerin Johanna Budwig
aus Freudenstadt im Schwarzwald

Diese Heilkundlerin besaß zwar einen Doktortitel, doch studiert hatte sie Physik und Chemie. Medizin hatte sie wohl auch an der Uni belegt, doch nicht abgeschlossen. Das Examen hatte sie in Pharmazie gemacht, war mithin Apothekerin.

Und nun suchten namhafte Professoren ihren Rat, wie der Chef der Strahlenklinik in der nahen Landeshauptstadt: »Ich wäre Ihnen außerordentlich dankbar«, schrieb Professor Hellriegel, »wenn Sie mir mitteilen könnten, welche Therapie Sie durchführen.«

Das könnte vielleicht weiteren Patienten das Leben retten: Da er »zur Zeit noch andere Patienten mit der gleichen Erkrankung und dem gleichen schlechten Zustand« habe, wolle er sie gern in den Schwarzwald schicken, »um das erkennbare Ende dieser Kranken hinauszuschieben.«

Das alles ist lange her. Es war in den siebziger Jahren des vergangenen Jahrhunderts. Professor Hellriegel wurde pensioniert und ist mittlerweile gestorben.

Die Heilkundlerin hieß Johanna Budwig. Sie hat viele solcher Dankesschreiben bekommen, aus der ganzen Welt. Denn sie hat ungezählten Krebspatienten, die nach den herkömmlichen Methoden als nicht mehr heilbar galten, helfen können. Johanna Budwig lebte im Dorf Dietersweiler, eine Autostunde südwestlich von Stuttgart.

Dietersweiler ist ein weitläufiges Dorf auf einer Hochfläche. Im Ortskern steht die Kirche mit spitzem Turm, daneben das Feuerwehrhaus, ein Gasthaus namens Pflug, in einem Fachwerkhaus die Touristen-Information. Im Ort gibt es trotz seines dörflichen Charakters einen Waldorfkindergarten, einen Second-Hand-Laden und eine Hegelstraße, benannt nach dem Philosophen Georg Wilhelm Friedrich Hegel (1770–1831), dem wichtigsten Vertreter des deutschen Idealismus.

In der Hegelstraße Nummer 3 hat Johanna Budwig gewohnt: ein Haus am Ortsrand, an einem leichten Abhang, mit weitem Ausblick über Wiesen, und weiter hinten kommt der Wald.

Auch Johanna Budwig lebt nicht mehr: Sie ist im Jahre 2003 gestorben.

Doch es scheint fast, als ob sich das Interesse für sie in jüngerer Zeit noch verstärkt habe, vor allem außerhalb Deutschlands, in Amerika und auch in Asien.

Ihr Weggefährte Wolfgang Bloching, der als Besitzer der Drogerie am Marktplatz in Freudenstadt 35 Jahre lang Produkte nach Budwigschen Verordnungen versandt hat, schnürt auch nach ihrem Tod noch beinahe täglich Päckchen und verschickt sie an deutsche Adressaten, aber auch nach Österreich, in die USA, nach Taiwan.

Johanna Budwigs Methode der Krebsbehandlung findet immer noch weltweit Beachtung.

Die Erfolgsgeschichten ihrer Therapie sind in der Tat beeindruckend.

Bei einer anderen Patientin war schon, bevor sie zur Behandlung zu Frau Dr. Budwig kam, der gesamte Kehlkopf entfernt worden. Noch während der Operation wurden dabei Tochtergeschwüre in Lymphknoten und Schilddrüse festgestellt. »Besonders alarmierend« sei der »Ausbreitungsgrad der Metastasen« gewesen, »die z. T. bereits nekrotisch zerfallen und in die umgebenden Weichteile infiltriert waren«, schrieb der Ehemann der Kranken in einem Brief an Frau Budwig, und dass der behandelnde Professor an der Klinik in Erlangen der Ansicht sei, »auch bei anschließender Strahlenbehandlung, die er für unverzichtbar hielt«, läge die »Lebenserwartung meiner Gattin nicht wesentlich über 1 Jahr«.

Trotzdem hatten sie damals »auf eine Strahlenbehandlung und auf jegliche weitere ärztliche Behandlung verzichtet«, teilte der Ehemann mit. Und er glaubt: »Diese Entscheidung hat meine Gattin letztlich vor dem sicher scheinenden Tod bewahrt.«

Auch dieser Mann ist von respektablem Beruf: Er war damals Leitender Kriminaldirektor und ist später zum Chef eines deutschen Landeskriminalamtes aufgestiegen.

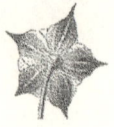

Mehr als 20 Jahre waren seit der Behandlung vergangen, seine Frau noch immer am Leben.

Es ist kein Wunder, dass er diesen Umstand auf die Therapie zurückführt, die seine Frau bei Johanna Budwig erfahren hat.

Doch trotz der Erfolge und der Anerkennung bei einzelnen hochrangigen Krebsexperten haben sich die Methoden der Heilpraktikerin aus dem Schwarzwald nicht durchsetzen können.

Die Therapien der Johanna Budwig waren schon zu ihren Lebzeiten sehr umstritten und fanden an Universitäten und medizinischen Ausbildungsstätten keine Beachtung.

Mittlerweile allerdings finden sich, durch neuere wissenschaftliche Erkenntnisse, einige Anhaltspunkte für mögliche Wirkmechanismen ihrer Methode zur Vorbeugung und vielleicht sogar zur Behandlung von Krebs.

Im Zentrum von Johanna Budwigs Ernährungslehre stand: Leinöl mit Quark (Zubereitung siehe Anhang 5, Man nehme ...).

Das klingt nun in der Tat sehr simpel, wenn nicht beinahe absonderlich.

Doch es könnte was dran sein. Es könnte sein, dass Johanna Budwigs Methode auf Mechanismen und Inhaltsstoffen beruht, die zu Beginn ihrer Karriere noch nicht bekannt waren.

Seit dem Tod von Johanna Budwig aber gibt es mehr und mehr Forscher auf der Welt, die sich den Inhaltsstoffen des Leins widmen und dabei auf einige Stoffe gestoßen sind, die gegen Krebs tatsächlich wirksam sind. Die Früchte des Leins haben tatsächlich eine ganze Reihe von Eigenschaften, die zumindest gegen einige Formen von Krebs wirksam sein können. Das jedenfalls zeigen die Studien an mehreren Universitäten, zunächst in Versuchen mit Reagenzglas und Petrischale, dann aber auch in Krankenhäusern mit Patienten. So tragen die Forscher Puzzlesteine zusammen, die die Bedeutung des Leinöls im Kampf gegen den Krebs wissenschaftlich in einem neuen Licht erscheinen lassen.

Und große multinationale Konzerne haben sich sogar Wirkstoff-Cocktails patentieren lassen, bei denen Lein-Bestandteile eine Rolle spielen.

Auch unter Praktikern, bei seriösen Doktoren, findet Johanna Budwigs Leinöl-Quark-Müsli verstärkt Anhänger, zur Vorbeugung gegen Krebs und bei der Behandlung.

Mehrere Forschergruppen rund um den Globus haben neuerdings in Untersuchungen die Wirksamkeit nachweisen können: »Ich denke, das ist ein sehr vielversprechendes Gebiet«, sagt die Krebsforscherin Professorin Lilian Thompson, die an der Universität von Toronto lehrt und zu den weltweit führenden Experten auf diesem Gebiet zählt. Sie hat einige erfolgreiche Studien mit Leinsamen und seinen Bestandteilen, den so genannten Lignanen, unternommen.

Die Erkenntnisse hat Johanna Budwig nicht mehr erfahren, sie wurden zumeist erst nach ihrem Tod 2003 veröffentlicht.

Johanna Budwig hat sich auch nicht im engeren Sinne für einzelne Wirkstoffe interessiert, sondern eher größere Zusammenhänge ins Auge gefasst. Für sie standen die Fette im Zentrum des Krebsgeschehens: »Das Krebsproblem steht in Verbindung mit der Verwendung ungesunder künstlicher Nahrungsfette«, schrieb sie in einem ihrer Bücher. Gleichzeitig sei festzustellen, dass »die lebensnotwendigen guten Fette fehlen«. Und schließlich war sie der Meinung, »dass der Erkrankung an Krebs die allgemeine Schwächung des gesamten Gesundheitszustandes vorausgeht.«

Vor diesem Hintergrund spielte für sie ein ganz besonderes Fett eine herausragende Rolle: das Leinöl. »Angesichts des gegenwärtigen Ernährungsschadens, besonders auf dem Gebiet der Nahrungsfette, ist mir kein Fett bekannt geworden, das die außergewöhnlich günstige, intensive Wirkung des Leinöls erreicht. Das Leinöl zeichnet sich durch eine Fettsäure aus, die in Fetten sonst kaum vorkommt, wohl dagegen im biologischen Material sowie in Organ-

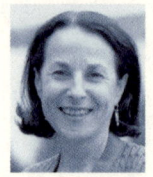

»Fette haben eine unglaubliche Bedeutung.«
Die Ärztin Françoise Wilhelmi de Toledo von der
Buchinger Klinik in Überlingen am Bodensee

extrakten von Herz, Niere, Leber, Gehirn und Nerven. Dies ist die dreifach ungesättigte, sehr sauerstoffreiche Linolensäure.«

Johanna Budwig hat sich um diese Fettsäure ganz besonders verdient gemacht. Denn zu Beginn ihrer Karriere war sie in der Fettforschung tätig, hatte zusammen mit dem Nestor der deutschen Fettforschung publiziert, dem legendären Professor Hans Paul Kaufmann. Der hatte das Deutsche Institut für Fettforschung in Münster (heute: Institut für Lipidforschung der Bundesanstalt für Ernährung) gegründet und war jahrzehntelang dessen Direktor. Nach ihm ist sogar ein Preis benannt (der »Hans Paul Kaufmann Preis für Nachwuchswissenschaftler«) und ein Fettforschertreffen (die »Kaufmann Tage«). In dieser frühen Phase ihrer Karriere gelang der Nachwuchsforscherin Johanna Budwig auch ihr wegweisender Chemie-Coup: Als Erste isolierte sie die Alpha-Linolensäure, die charakteristische Fettsäure des Leinöls.

Später wandte sie sich der Medizin und insbesondere der Krebsbehandlung zu – und hatte weltweiten Erfolg mit ihren Rezepten. Zu ihr kamen Patienten aus den USA, einige sogar aus dem fernen Bundesstaat Hawaii, andere reisten aus Afrika an, aus Neuseeland, den Philippinen, aus Hongkong, Kanada und anderen Ländern. Sie wurde zu Vorträgen eingeladen nach Washington und Chicago, nach Stockholm und Göteborg. Sie sprach auf Krebsforschungskongressen in Tokio (1960) und Moskau (1962). Natürlich auch in Österreich, Holland, Deutschland.

Sie erkannte auch die Qualitäten des Leins als Mittel gegen andere Krankheiten wie Arteriosklerose und Herzinfarkt. Auch diese Wirkungen wurden mittlerweile in wissenschaftlichen Studien bestätigt (siehe Anhang 1).

Sie nahm Leinöl als Grundlage für eine Vielzahl von Rezepten – doch das Basis-Rezept war stets: Leinöl mit Quark. Just jene Mischung, die den »Spreewälder stark« machen soll (siehe Kapitel 1).

In Deutschland wird das Thema unter Medizinern zunehmend beachtet – auch die Leistungen der Pionierin Johanna Budwig.

Dr. Friedrich Douwes, Krebsspezialist an der privaten St.Georg-Klinik in Bad Aibling in Oberbayern: »Das Müsli sollte auf den Tisch eines jeden Tumorpatienten gehören«, meint er. »Das ist bei uns ein Teil der Basistherapie und Grundlage der Krebsbehandlung.« Sie sei natürlich eingebettet in ein Gesamtkonzept: Das Müsli sei »ein Stein in einem ganzen Mosaik. In diesem Mosaik ist es eventuell ein ganz wichtiger Stein, der dem Ganzen den Charakter verleiht«, sagt Douwes.

»Johanna Budwig war ein Genie«, sagt Françoise Wilhelmi de Toledo, die Medizin-Chefin der Buchinger-Klinik am Bodensee. Namentlich die Bedeutung der Fette habe Budwig früh erkannt: »Die Fette haben eine unglaubliche Bedeutung«, sagt die Ärztin, weil sie »Vorstufen sind für bestimmte Stoffe im Immunsystem« (die so genannten Prostaglandine).

Auch in der Buchinger-Klinik hatte Budwig einst einen Vortrag gehalten – und bei den Anwesenden einen nachhaltigen Eindruck hinterlassen, unter anderem dank ihrer kämpferischen Persönlichkeit. Den damaligen Chefarzt etwa, der ihren Theorien eigentlich zugetan war, attackierte sie als Agenten der Margarine-Industrie. Diese Branche zählte zu ihren liebsten Feinden, namentlich das »Großkapital« etwa in Gestalt des Nahrungsmittelkonzerns Unilever (»Rama«). Der Margarine-Multi ist nach Ansicht der resoluten Heilkundigen mitverantwortlich dafür, dass ungesunde Fette (»Trans-Fettsäuren«) in großer Menge unters Volk kamen. Den Ärzten und ihren kassenärztlichen Vereinigungen warf sie vor, sie wollten nur »auf bequeme Art und Weise ihre Gelder kassieren«.

Mit solchen Äußerungen schaffte sie sich naturgemäß nicht nur Freunde; dass ihr Erfolg und Anerkennung versagt blieben, so meinen auch Freunde und Weggefährten, lag weniger an ihren Theo-

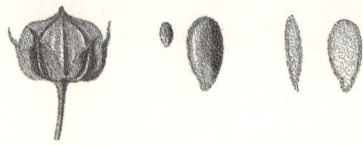

rien und Konzepten, sondern an derlei Frontstellungen, einer gewissen Militanz und ihrer etwas provokativen Persönlichkeit.

»Frau Budwig hat in vielen Punkten durchaus recht gehabt«, sagt Krebsarzt Douwes aus Bad Aibling. Doch selbst gegenüber Wohlmeinenden gab sie sich oft schroff: »Sie war oft relativ aggressiv. Es gab kaum eine Chance, mit ihr in Dialog zu treten, ohne gleich angegriffen zu werden.«

Angesichts der Vielzahl ihrer Gegner und Feinde ging sie offenbar schnell in Angriffsposition. Damit hat sie sich mitunter selbst das Leben schwer gemacht. »Sie hat auch viel provoziert durch ihre Art. Sie hätte auch manches abwehren können, wenn sie ein bisschen verbindlicher gewesen wäre«, sagt Wolfgang Bloching, der die Rathausdrogerie in Freudenstadt am Marktplatz führte und 35 Jahre lang mit Johanna Budwig zusammengearbeitet hat.

Vielleicht, so meinen Vertraute, sei sie auch hart geworden, weil sie von der Wirksamkeit ihrer Rezepte überzeugt war – und niemand ihr folgen wollte.

Jetzt erst werden in der Wissenschaft die Qualitäten des Leins im Kampf gegen Krebs gewürdigt. Der Urologe Professor Jens Altwein beispielsweise, Chefarzt am Münchner Krankenhaus Barmherzige Brüder, sieht Leinsamen als Mittel zur Vorbeugung etwa gegen Prostatakrebs: »Leinsamen enthält antikanzerogen wirkende Phytoöstrogene«, erklärt der Professor: hormonartige Substanzen die gegen Krebs wirken können, naturgemäß besonders bei Krebsarten, die hormonell bedingt sind. Dies hätten, so Altwein, wissenschaftliche Untersuchungen ergeben: »Epidemiologische Studien weisen auf eine protektive Wirkung besonders bei hormonempfindlichen Krebsen wie Brust-, Prostatakrebs hin.« Dabei spiele auch die Weiterverarbeitung der so genannten Lignane aus dem Lein im Körper eine Rolle: »Die Lignane werden im Darm umgewandelt«, sagt Altwein, dabei entstehen bestimmte pflanzliche Östrogene (diese Hormonarten heißen Enterolakton und Enterodiol).

*Heilsames aus der Heimat: Mediziner fahndeten nach
einer Pflanze mit der Potenz von Soja – und fanden den
Lein*

Auch das Deutsche Krebsforschungs-
zentrum (DKFZ) in Heidelberg sieht
Leinöl und Leinsamen als Mittel zur
Vorbeugung gegen Brust- und Dickdarmkrebs. Wiederum dank dieser
Lignane. Und: Sie können „nicht nur
das Erkrankungsrisiko für Brustkrebs nach den Wechseljahren senken, sondern auch das Sterblichkeits-
risiko", sagt DKFZ-Professorin Jenny
Chang-Claude.

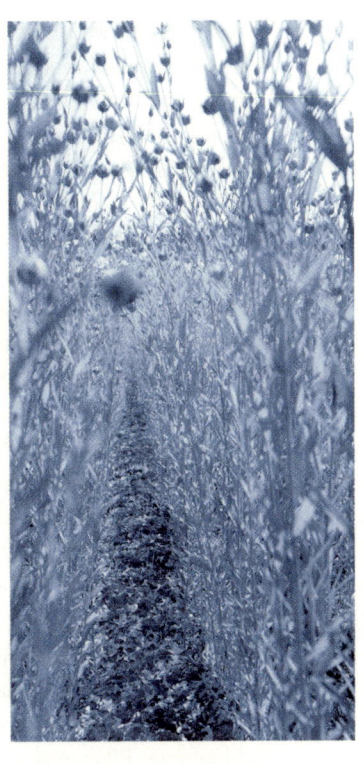

Die Wirkung des Leins beruht auf
den gleichen biochemischen Mechanismen wie bei einem Medikament
namens Tamoxifen, das häufig zur
Vorbeugung gegen Brustkrebs eingesetzt wird.
Der Wirkstoff im Lein, auf den die
krebsvorbeugende Wirkung zurück-
geführt wird, trägt den zungenbre-
cherischen Namen Secoisolariciresinol-Diglukosid (SDG).
Eine Forschergruppe der Universität Heidelberg hat sich an die
Untersuchung der Schutzwirkung von Leinsamen bei Frauen gemacht, die aufgrund familiärer Vorbelastung – wenn Mutter oder
Schwester schon Brustkrebs hatten – besonders gefährdet sind.
Und eine Forschergruppe an der Universität Rostock hat in einer
Studie sogar zeigen können, dass dank der so genannten Lignane
aus dem Lein der Krebs zurückging.
»Es scheint da einen tumorhemmenden Effekt zu geben«, sagt Juli-
ane Waldschläger, Ärztin an der Universitäts-Frauenklinik Rostock
und Mitarbeiterin in diesem Forschungsteam, das sich mit der

Wirkung von bestimmten Bestandteilen des Leinsamens und der Leinpflanze auf Krebszellen beschäftigt. Das Ergebnis: Die Lignane wirken als Wachstumsstopper für die Krebszellen: »Wir haben sie sozusagen in eine Ruhestarre gebracht«, sagt Frau Waldschläger. Es gebe sogar Hinweise darauf, dass die Lignane den Krebs bekämpfen können. Denn, so beobachtete sie bei ihren Versuchen: »Die Krebszellen haben sich zurückgebildet.«

Der Effekt beruht auch nach ihrer Einschätzung auf den Bestandteilen des Leins, die »hormonbeeinflussende Wirkungen hervorrufen« und daher genutzt werden können »bei hormonabhängigen Erkrankungen wie Brustkrebs, Gebärmutterkrebs und Eierstockkrebs«.

Mit der Entdeckung der Kräfte des Leins bei der Bekämpfung von Krebs wird seine Erfolgsgeschichte als Heil-Gewächs um ein neues Kapitel erweitert. Vielleicht hat die Ausbreitung der Krebskrankheit sogar damit zu tun, dass Leinöl und Leinsamen, die einst täglich auf den Tisch kamen, aus der Nahrungskette verschwunden sind.

Lein stand am Beginn der Zivilisation, und trägt nun dazu bei, die Leiden der Zivilisation zu lindern.

Und die Forscher, die sich den verborgenen Möglichkeiten der unscheinbaren Pflanze zuwenden, finden sich unversehens konfrontiert mit einer Pflanze, die eine unvergleichliche Karriere hinter sich hat – und jetzt vor einem großen Comeback steht.

An der Buchinger-Klinik am Bodensee hat das Leinöl schon lange seinen Platz – und fast schon den Status einer Arznei: »Für mich ist es das einzige Medikament, das man nicht in der Apotheke kauft«, sagt Buchingers oberste Ernährungsmedizinerin Wilhelmi de Toledo.

Die Rostocker Forscher waren fast ein wenig überrascht, auf welch legendäres Gewächs sie bei ihrem Kampf gegen das Menschheitsübel Krebs gestoßen waren.

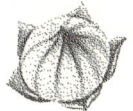

Sie hatten, erzählt die junge Forscherin Juliane Waldschläger, herausfinden wollen, ob nicht auch hierzulande ein Kraut gewachsen sei gegen bestimmte Leiden der Frauen. Denn in Asien gilt das allgegenwärtige Soja aufgrund seiner hormonellen Effekte als Ursache dafür, »dass die asiatischen Frauen weniger Brustkrebs haben und weniger Beschwerden in den Wechseljahren«.

Die Rostocker recherchierten daher nach einem ähnlichen Gewächs, das hierzulande heimisch ist, sagt Frau Waldschläger: »Wir haben uns gezielt nach einer Pflanze umgeschaut, die hier wächst und deren Früchte auch hier in unserer Ernährung verwurzelt sind.«

Sie haben die Leinpflanze gefunden.

Juliane Waldschläger hat sich dann näher mit dem Lein beschäftigt. Sie vertiefte sich in die Geschichte dieser Kulturpflanze, entdeckte die vielseitigen Anwendungsbereiche für den »überaus nützlichen« Lein – und merkte plötzlich, dass gerade jetzt, im dritten Jahrtausend, das Kraut zu einer neuen Karriere startet, zu einem, wie Waldschläger sagt, beeindruckenden weltweiten »Revival«.

An vielen Orten wird wieder Lein angebaut, und neben den klassischen Anwendungsbereichen werden völlig neue, moderne Einsatzbereiche entdeckt.

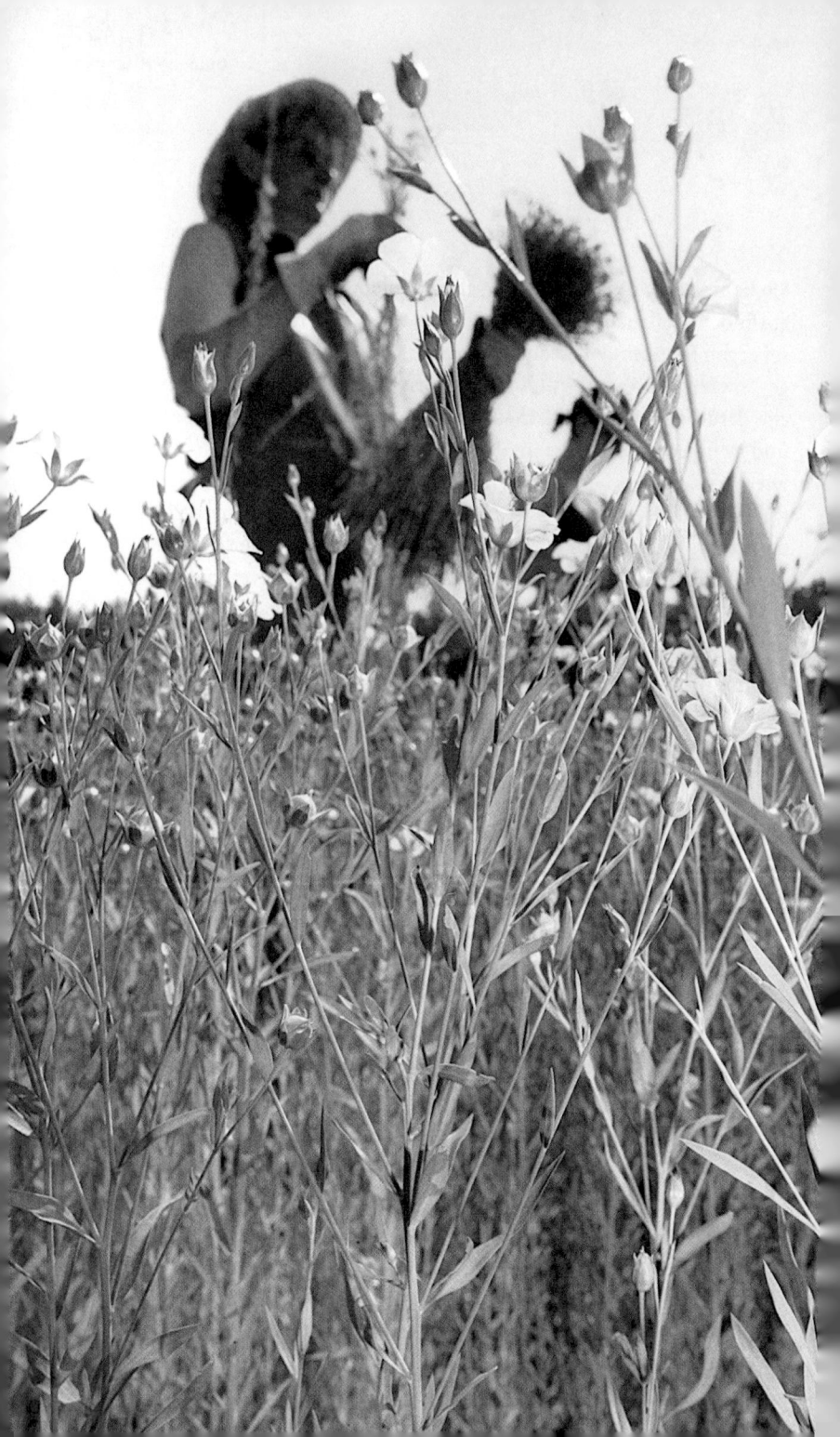

Vom Aschenputtel zur Prinzessin

Die weltweite Renaissance des Klassikers

/ Ein Meer von blauen Blüten / Lein aus dem Lande der Indianer
/ Die große Feldfrucht des 21. Jahrhunderts / Multi-Talent für
sparsame Zeiten: Zu 100 Prozent verwertbar / Aus Lein mach Geld –
und Glück alle Tage

Es ist ein kleiner Acker am Waldrand, im Hintergrund eine Er-
hebung, die aussieht wie ein Vulkan: der Bussen, der heilige Berg
Oberschwabens. Im Juni blüht es hier blau: Es ist das Leinfeld der
Familie Igel aus dem kleinen Dorf Dürmentingen, unweit vom Bodensee. Die Familie Igel zählt zu den Lein-Pionieren hier. Mittags
steht beim Essen in der Stube häufig das Leinöl auf dem Tisch, zusammen mit Pellkartoffel und Quark: auch in Oberschwaben ein
Klassiker.

Auch in Norddeutschland blüht es jetzt wieder blau: in der Nähe
von Bad Segeberg, der Karl-May-Stadt, zwischen Kiel und Hamburg. Es ist ein kleines Feld, doch es reicht für 12.000 Hemden.
Holstein Flachs heißt die Firma, die Faserlein anbaut und Textili-
en produziert. Der Chef heißt Egon Heger, er hat eine alte Ziegelei
zur Flachsproduktionsstätte ausgebaut, verkauft schicke Klamotten
und will jetzt auch industrielle Flachs-Bauteile produzieren.

Lein ist im Kommen, auch als nachwachsender Rohstoff: »Es gibt
eine Renaissance«, sagt Heger. »Ich hab sie viel zu euphorisch zwar
schon vor 25 Jahren prophezeit, aber jetzt wird sie zunehmend
konkreter.«

Auch in der Schweiz, in Österreich und in Südtirol gibt es einen
Aufschwung. Die Lust auf Lein wächst stetig, und schon reicht
nicht mehr aus, was Pioniere wie die Igels im Süden und Hegers im
Norden der Republik produzieren.

Option auf Flachs: An der Börse im kanadischen Winnipeg
wurden Flax-Futures gehandelt, mit denen Wetten
auf die zukünftige Preisentwicklung möglich sind

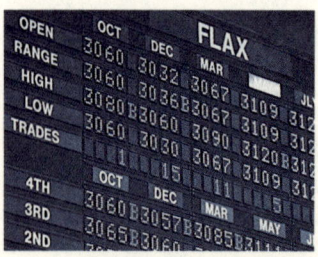

Der Rohstoff muss importiert werden, er kommt zumeist von sehr weit her: aus Kanada.

Dabei gibt es dort eigentlich keine traditionelle Form der Lein-Kultur. Lein kam erst relativ spät in den Norden der Neuen Welt: Vor weniger als 400 Jahren, im Jahr 1617 begann ein gewisser Louis Hébert als erster Farmer im heutigen Kanada mit dem Flachsanbau. Die Indianer, das weiß jeder Western-Fan, lebten vom Büffel und trugen statt Leinenanzügen Leder. Noch heute essen sie in Amerika eher Steaks als Müsli und anstelle von Pellkartoffeln mit Quark lieber Pommes mit Ketchup.

Sie produzieren Lein nicht aus Tradition, sondern aus schlichtem Geschäftssinn. Von 500.000 bis eine Million Tonnen Leinsaat, die das Land im Jahr produziert, wurden in der Regel bis zu 90 Prozent exportiert.

Jedes Jahr, wenn der Sommer kommt, leuchten hier auf Hunderttausenden von Hektar blaue Blüten. Ein Ozean aus Lein. Flachs, so weit das Auge reicht, auf gigantischen Feldern in der Gegend zwischen den Großen Seen und den Rocky Mountains.

Kanada hat die weltgrößte Lein-Anbaufläche, die Pflanze wächst vor allem in den Provinzen Manitoba, Alberta und Saskatchewan.

Kanada ist der weltgrößte Lein-Exporteur. Und das Business wuchs stetig weiter, auch dank planvoller staatlicher Förderung für Forschung und Marketing.

Es gibt in Kanada eine gezielte Lein-Politik, es gibt engagierte Bauern und einige Big Player des globalen Agribusiness, die sich für Lein (englisch: Flax) engagieren. In der Stadt Winnipeg in der Provinz Manitoba gibt es sogar die weltweit einzige Rohstoff-Börse, an der »Flax-Futures« gehandelt werden. Spekulative Papiere, mit denen Börsianer auf die künftige Preisentwicklung wetten können.

Hinterm Horizont die Rocky Mountains:
Kanada ist der weltgrößte Lein-Produzent

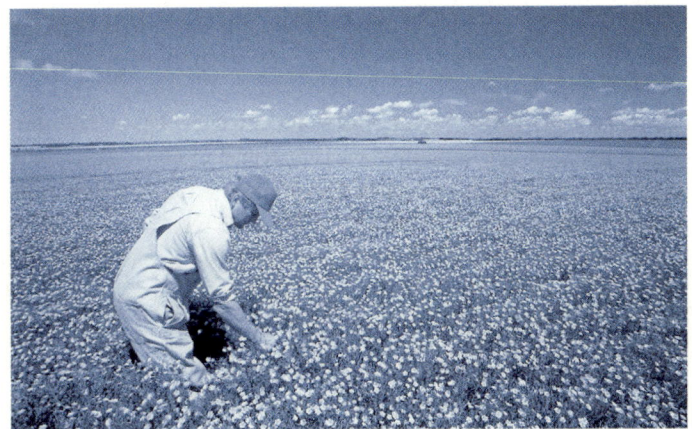

In Kanada sind sie sehr optimistisch für die Zukunft des Flachsanbaus: Die Pflanze, so heißt es in einem offiziellen Papier zur
Leinpolitik, sei »die neue große Feldfrucht des frühen 21. Jahrhunderts«, sie wird, so glauben die Kanadier, vom »Aschenputtel« gewissermaßen zur strahlenden Prinzessin des Ackers werden und
zu blühenden Erträgen führen.
Die Provinz Saskatchewan mit insgesamt knapp einer Million Einwohnern hat sogar eine Lein-Verordnung erlassen, in der die Vermarktung des Leins geregelt wird („Saskatchewan Flax Order"). Es
gibt einen Lein-Entwicklungsplan („Saskatchewan Flax Development Plan Regulations"), eine Kommission („Saskatchewan Flax
Development Commission") und sogar einen nationalen Flachsrat
(„Flax Council"). Die Regierungen der Staaten Saskatchewan, Manitoba und Alberta arbeiten Hand in Hand mit Wissenschaftlern
an Hochschulen, Landwirtschaftsplanern, Agribusiness und den
Flachsbauern in der Region, 18.000 sind es allein in Saskatchewan.
Die Lein-Initiative von Saskatchewan bündelte die wichtigsten
Lein-Interessen. Sie wollte neue Gesundheitsstrategien vorantrei-
ben, Forschung und Vermarktung fördern, eine Strategie entwi-

ckeln, die die Chancen umsetzt, die sich aus der »totalen Nutzung des Leins für Nahrung, Futtermittel, Faser, Gesundheit und industrielle Zwecke ergeben«. So ein offizielles Programmpapier.

Im Jahre 2009 gab es dann allerdings einen Schlag ins Kontor: Kontrolleure in der Europäischen Union und in Japan entdeckten genmanipulierte Leinsamen aus Kanada. Die Exporte wurden gestoppt, das Image war beschädigt – wenn auch nur vorübergehend, wie die Kanadier hofften. Denn Gen-Tech passt so gar nicht zum traditionalistischen Image des Leins, das sozusagen die Basis war fürs Potenzial im 21. Jahrhundert.

Kein anderer pflanzlicher Rohstoff ist so vielseitig nutzbar. Für die Ernährung, für pharmazeutische und medizinische Zwecke, aber auch, wie schon in der vorindustriellen Lein-Zeit, als Rohstoff für vielerlei Produkte – und vielleicht auch als Energiequelle.

Kein anderes Gewächs war so wichtig in der Geschichte der menschlichen Zivilisation. Schon in der Steinzeit, als die Menschen sesshaft wurden und begannen, das Land zu bebauen. Zur Zeit der Entdeckungen, als sich den Menschen neue Horizonte auftaten. Und vor allem während der Industrialisierung, als die Menschen Maschinen für sich arbeiten ließen – zuerst bei der Spinnerei und in der Weberei. Keine andere Pflanze aber ist auch so geeignet, eine führende Rolle in der Zeit nach der Erdöl-Epoche zu spielen. In einer Zeit, in der viele Kunststoffe nicht mehr denkbar sind, weil sie auf billigem Erdöl beruhen. In einer Zeit, in der auch für Kleidung die Synthetik-Stoffe auf Erdölbasis nicht mehr zur Verfügung stehen.

Im neuen Millenium, in einer Zeit, da die Sozialsysteme immer stärker unter Druck stehen, muss auch die Medizin statt neuer Hightech-Therapien eher nach preisgünstigen Präventionsmaßnahmen suchen, um teure Zivilisationskrankheiten zu verhindern. Lein kann da viel leisten.

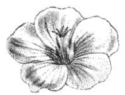

Die Kanadier haben sich dafür gut in Position gebracht. Flachs und Lein, da sind sich die Kanadier sicher, entwickeln sich zu einem »starken Rivalen« für Soja als Lebensmittel mit herausragendem gesundheitlichem Nährwert. Das »rapide wachsende Interesse« erkläre sich aus den »breiten Einsatzbereichen«, den vielfältigen biologischen Eigenschaften und den gesundheitlich relevanten Inhaltsstoffen der Pflanze, so die Autoren eines umfassenden Werkes zum Thema (Titel: »Flax«), Alister D. Muir und Neil D. Westcott.

Der Kanadische Flachsrat unterstützt zahlreiche Forschungen über die segensreichen Wirkungen des Leins, etwa bei Frauen nach den Wechseljahren, bei Übergewicht, Diabetes, Nierenleiden, Osteporose, Herzerkrankungen, Darmentzündung, Krebs. Und bei vielen Forschungen zeigte sich: Lein hilft tatsächlich – was bisher nur als vorwissenschaftliche Erfahrungsmedizin galt, kann nun aufgrund neuer Erkenntnisse über Inhaltsstoffe und Mechanismen auch bewiesen werden (siehe Kapitel 3).

Die Alte Welt gerät beim Zukunftsthema Lein ins Hintertreffen. Zwar gab es zeitweilig auch in Europa Fördergelder für die Lein-Produktion, dadurch stiegen die Anbauflächen vorübergehend. Doch sanken sie wieder, nachdem die Förderung eingestellt wurde. Heute bekommen die Landwirte Fördergelder unabhängig von der Produktion – auch fürs Nichtsanbauen.

Bei Lein herrscht die seltsame Situation, dass die Nachfrage stets steigt, aber im eigenen Land nicht gedeckt werden kann. Bei den üblichen landwirtschaftlichen Erzeugnissen produzieren die Landwirte in Europa bekanntlich zu viel: Butterberge, Milchseen. Wein wird für Steuergeld zu Industriesprit gebrannt, Tomaten und Orangen werden regelmäßig vernichtet.

Beim Lein produzieren sie: Mangel. Hier herrscht eine verkehrte Welt. Es gibt zu wenig davon, doch kaum jemand mag den Bedarf decken. Je mehr der Bedarf steigt, desto weiter geht die Produktion zurück.

Das sei das »Paradoxon beim Lein in Europa«, dass bei wachsendem Bedarf die Produktion sinke, so die Autoren einer von der Europäischen Union geförderten Untersuchung über die Chancen des Leinanbaus in der Rheinebene.

Auf offizieller Seite herrscht eher eine merkwürdige Abneigung gegenüber dem Thema Lein. Eine »Leinpolitik«, so teilte das Berliner Landwirtschaftsministerium auf Anfrage mit, gebe es hierzulande nicht.

Auch der zuständige Wirtschaftsverband UFOP (Union zur Förderung von Oel- und Proteinpflanzen e.V.) bevorzugt nach eigenen Aussagen Raps, weil es technologisch wesentlich besser weiterzuverarbeiten sei.

Sogar die Deutsche Gesellschaft für Ernährung rät zur Omega-3-Bedarfsdeckung zu Rapsöl oder Walnussöl.

Dabei räumen alle ein, dass Lein in Wahrheit gesünder ist. Gut für die Menschen, wegen der guten Omega-3-Fette und der anderen Inhaltsstoffe. Aber schlecht für die Supermärkte, weil es ihnen in erster Linie auf lange Haltbarkeit ankommt. Das feine Leinöl aber ist empfindlich.

Und so herrscht die merkwürdige Situation, dass aus gesundheitlichen Gründen eigentlich alles für die Traditionspflanze spricht. Doch im Nährstand herrscht wenig Lust, den Wünschen der Kundschaft nachzukommen und Lein anzubauen.

Die Menschen merken aber: Lein tut gut. Sie rühren das feine Öl in den Quark und die Samen ins Müsli.

Europa importiert die unglaubliche Menge von etwa 800.000 Tonnen Leinsaat.

Allein in Deutschland werden durchschnittlich 200.000 Tonnen pro Jahr eingeführt. Etwa 5000 Tonnen gehen jährlich nach Österreich und in die Schweiz. Dort liegt die Anbaufläche laut Welternährungsorganisation bei null – die ersten Pioniere haben sich statistisch noch nicht bemerkbar gemacht.

*Flachs-Aufschwung im Süden: Elfriede Igel und
ihre Tochter Bernadette auf ihrem Leinacker
vor dem Bussen, dem heiligen Berg in Oberschwaben*

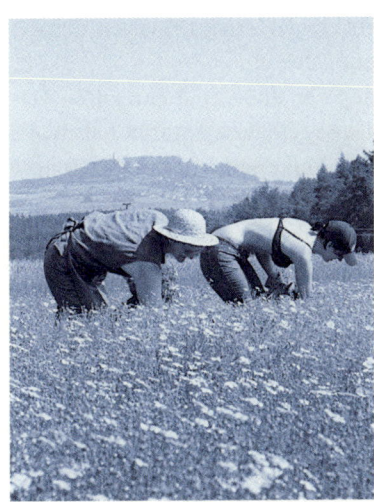
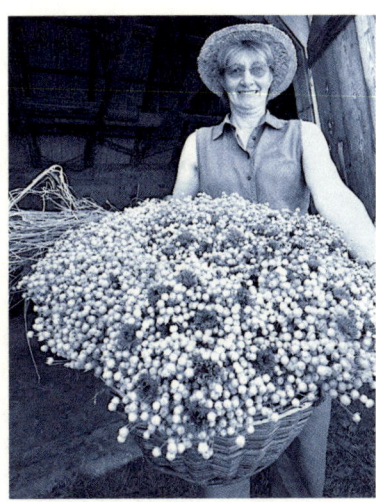

Weil Kanada viel Erfolg hat mit seinen Flax-Feldern, werden natürlich auch Nachahmer angelockt: vor allem in den USA, namentlich dem Staat North Dakota, der 94 Prozent des US-amerikanischen Leins produziert. Die Anbaufläche stieg in den USA von 38.000 Hektar im Jahre 1996 auf 209.000 Hektar im Jahr 2004. Die Produzenten haben sich zum Verband »AmeriFlax« zusammengeschlossen.

Slogan: »Leinsaat – Eine Alte-Welt-Frucht mit neuem Nutzen.«

In der Neuen Welt ist Flachsanbau Big Business, es mischen auch globale Agrikonzerne wie etwa Archer Daniels Midland (Jahresumsatz: 60 Milliarden Dollar, etwa 45 Milliarden Euro) oder Cargill (120 Milliarden Dollar, etwa 91 Milliarden Euro) mit.

Die Familie Igel hat, für oberschwäbische Verhältnisse, auch einen relativ großen Betrieb, mit 70 Hektar. Sie haben einen stattlichen Hof mitten im Ort, einen riesigen Traktor Marke John Deere mit 110 PS, einen silbernen Mercedes mit Anhängerkupplung und einen Golf als Zweitwagen. Dürmentingen liegt direkt neben Bad

Buchau, dem Ort, an dem Archäologen einen Leinacker aus der Steinzeit ausgegraben haben, 5000 Jahre alt.

Frau Igel hat das Gefühl, sie knüpft an diese Tradition an, sie verkauft ein Produkt, auf das die Leute geradezu gewartet haben. Als sei ein Wissen vorhanden, das im Volke seit Jahrhunderten lebte und überliefert wurde, aber nicht an die Oberfläche kam.

Lein hatte eine große Tradition, war aber kein öffentliches Thema. Als die oberschwäbische Lein-Pionierin Elfriede Igel mit ihrem Mann zum ersten Mal auf die Märkte ging, merkten sie, dass es ein überraschend starkes Interesse an dem Thema gab – und ein noch immer verbreitetes Wissen im Volke um die Wirkungen.

Sie nehmen es als Nahrungsmittel, mit Pellkartoffeln und Quark, aber auch fast als Medikament, innerlich etwa bei Magenproblemen bis hin zu Geschwüren. Oder auch äußerlich: »Eine Frau hat mir erzählt, sie nimmt es gegen Rheuma.« Auch bei schlimmen Insektenstichen oder Abszessen nähmen die Leute Leinsamen-Umschläge: »Das zieht den Unrat raus«, sagt Expertin Igel.

Auch in Österreich wird der Lein wieder heimisch. Barbara Riegler-Nurscher beispielsweise baut ihn mit ihrer Familie an in St. Leonhard im Bezirk Melk im niederösterreichischen Mostviertel, etwa 100 Kilometer westlich von Wien. Sie presst auch Leinsamen und vertreibt das Öl im ganzen Land.

Das gibt es jetzt wieder häufiger: »Vor 20 Jahren gab es in Österreich überhaupt keine kleine Ölmühle. Jetzt sind es schon einige«, sagt Diplomingenieur Helmut Reiner aus Wien, der die Mühlen technologisch berät. Seine Kunden findet er überall in Österreich, unter anderem, wie die Ölmühle Haslach, im Mühlviertel. Das Mühlviertel war einst das Zentrum der österreichischen Leinproduktion, mit Mühlen und Webereien. Jetzt bieten die Gaststätten dort wieder die Klassiker, etwa Leinöl-Erdäpfel, wobei Erdäpfel Kartoffeln sind, die mit Sauerrahm verrührt werden, vor dem Servieren kommt ein Schuss Leinöl dazu.

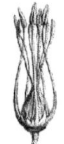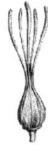

In der Schweiz hat sich die Vereinigung TradiLin gebildet, dazu gehören verschiedene Firmen, die sich dem Lein widmen: ein Leinbauer, eine Firma, die Leinsaat verarbeitet, Saatgutverkäufer, eine Bäckerei, Käserei, Molkerei.

In Südtirol hat sich der Unternehmer Richard Vill auf einer mächtigen Burg, schick renoviert, mit seiner Textilfirma eingerichtet: »Ansitz Hebenstreit« heißt das Anwesen in der Nähe von Bruneck. Er lässt von Bauern in der Gegend Flachs anbauen, einen Teil sogar von drei Frauen aus der Nachbarschaft zu Garn spinnen. Den Rest bezieht er aus Oberitalien von den dortigen Edel-Webereien. Vill macht Luxus-Leinen, verkauft es an betuchte Kunden über Boutiquen etwa in Deutschland. Neben Leinen auch Textilien aus Kaschmirwolle und Seide, auch Tischwäsche und Bettwäsche.

Auch in Frankreich ist die Renaissance zu beobachten, vor allem bei den Textilien. »Unglücklicherweise« ist das Leinöl immer noch verboten, sagt Christophe Mallet, Direktor des Branchenverbandes Association Générale des Producteurs de Lin. Er sei aber optimistisch, dass es auch für den menschlichen Genuss bald zugelassen werde. Einstweilen nimmt es den Weg über das Internet: Dort wird es vertrieben, mit dem (französischen) Hinweis, dass es in Frankreich nicht verzehrt werden darf, sich aber im Übrigen »exzellent« für Massagen eigne.

Vor allem der medizinischen Qualitäten wegen hat der NHV Theophrastus den Lein zur »Heilpflanze des Jahres 2005« ausgerufen, und erinnert daran, dass schon Hippokrates, der Stammvater der Ärzte, Lein als Mittel gegen Katarrh, Leibweh und Durchfall empfohlen habe. Heute sind es die großen Leiden der Moderne, bei denen Lein wirken kann (siehe Kapitel 3 und 4 sowie Anhang 1).

Die pfiffigen amerikanischen Lein-Propagandisten sehen ihre Marktchancen daher vor allem in den häufiger auftretenden Leiden der alternden Gesellschaft. Doch auch für die vielen anderen

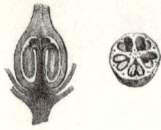

Talente des Leins gibt es künftig neue Chancen, wenn das Rohöl schwindet und damit der Stoff, aus dem die Plastik-Welt gebaut ist. Beispiel Bauwesen: Nach einer schon im Jahre 1987 angefertigten, aber dann in Vergessenheit geratenen Studie der mittlerweile aufgelösten Centralen Marketing Agentur der deutschen Agrarwirtschaft (CMA) eignet sich Lein als Bestandteil zahlreicher Baustoffe, etwa von Faserzementplatten, Trockenmaterial, zur Bedeckung von Dächern, als Zutat zu feuerfesten Türen, Dämmstoffen, Fließestrich und Gips. Das gefährliche Asbest kann vielfach durch Flachsfasern ersetzt werden.

Auch Beton kann durch Leinfasern verstärkt werden (»Mikrobewehrung«), er lebt auch länger durch einen Leinölaufstrich, wie ein Testprogramm der Universität von Hongkong ergab. Milchbauern in Ontario berichten, dass sie beste Erfahrungen gemacht hätten mit Leinöl als Schutzüberzug für ihre Zementböden in den Ställen.

Der Klassiker Linoleum erlebt derzeit einen neuen Aufschwung, auch Naturfarben auf Leinbasis erfreuen sich zunehmender Beliebtheit. Auch bei Druckertinte kann Lein zum Einsatz kommen. Ein überraschender Einsatzort ist das Auto. Für Formpressteile kann Flachs verwendet werden, für Bremsbeläge, als Bestandteil der Polsterung. Der US-Konzern General Motors hat bei einigen Typen Flachs im Kofferraum verbaut.

Flachs-Pionier Heger will ebenfalls in diese Richtung expandieren: Er baut Flachs auf Flächen von wechselnder Größe an, zwischen drei und 800 Hektar sind es je nach Jahr. Seinen Faserlein nimmt er für Textilien, die er in einem schicken Outlet-Shop auf dem Werksgelände und über ausgewählte Händler vertreibt, etwa den Edelversand Manufactum (»Es gibt sie noch, die guten Dinge«).

Jetzt will er aber sein Geschäftsfeld erweitern. Er zeigt ein dunkelrotes Werkstück, es sieht aus wie Plastik, ist auch Plastik, aber mit

Flachsfasern verstärkt. Zu den vielen Talenten der Pflanze gehört auch, dass sie in modernen Hightech-Werkstoffen den Part von Glasfasern übernehmen kann. Das Teil gehört zu einem Autositz, sagt Heger, »von einem namhaften Automobilhersteller«.

Das ist die harte Seite der zarten Pflanze.

Es schien, als ob diese Seite des nützlichen Leins längst Geschichte sei. Durch Industrialisierung, Globalisierung, durch den Siegeszug des Erdöls und der Kunststoffe geriet der ganz praktische, handfeste Nutzen des Leins völlig aus dem Blick.

Jetzt aber, da auch die Zeiten härter werden, könnte auch die harte Seite der vielseitigen Pflanze wieder stärker zum Tragen kommen. Jetzt, da die Rohstoffe knapp werden, da die Erdölzeit ihren Höhepunkt überschritten hat, scheint die Zeit gekommen auch für die Renaissance als Rohstoff für industrielle Zwecke.

Der Flachs-Vorkämpfer Heger, der aus dem weinseligen Rheingau stammt und hoch droben in Deutschlands Norden an der neuen Lein-Kultur strickt, sieht die großen Zusammenhänge. Er glaubt, dass gerade eine Uralt-Pflanze die besten Voraussetzungen bietet für die Herausforderungen im neuen Jahrtausend.

Heger hat eine philosophische Ader. Er steht bis zum Bauch in einem blühenden Flachsfeld und nennt dann seine Liebe zum Lein eine »milde Form des Wahnsinns«. Er sagt auch gerne Sätze wie diesen:

»Wer seine Vergangenheit nicht kennt, hat auch keine Chance für die Zukunft.«

Und: »Beim Flachs wissen wir seit Jahrtausenden, was das für eine tolle Pflanze ist.«

In seiner großen Fabrikhalle steht eine altertümliche Flachsverarbeitungsanlage, davor einige skurrile Gefährte, die aussehen wie Traktoren mit seltsamen Anbauten: Mit dem einen (genannt »Raufe«) wird die Flachspflanze aus dem Boden gerissen, die anderen sind zum Wenden und Pressen einsetzbar.

Jetzt will er eine »Hightech-Anlage« bauen, mit der der Verarbei-
tungsprozess modernisiert werden kann, mit von der Partie sind
Webereien und Spinnereien und das Institut für Mikrobiologie der
Technischen Universität Hamburg-Harburg.

Die Perspektiven dafür sind rosig.

Bio-Kunststoffe aus Hanf- oder Flachsfasern im Auto haben nach
Einschätzung des Nova-Instituts in Hürth bei Köln ein Potenzial
von bis zu 20.000 Tonnen im Jahr. Insgesamt bestehen für Bio-
Kunststoffe nach Auffassung der EU-Kommission traumhafte
Wachstumsaussichten: Von 10.000 Tonnen im Jahr 2000 auf mög-
liche 1,1 Millionen Tonnen könne der Absatz europaweit wachsen.

Das flachsverstärkte Auto kann auch auf flachsverstärkten Straßen
fahren: Der Asphalt ist auch ein möglicher Flachs-Verwertungsort.
Als Hydrauliköl kann Leinöl dienen und auch als Bio-Diesel.

Als Kunststoffersatz kann es als PVC-Stabilisator dienen oder als
Weichmacher. Vliesstoffe, Bindegarne, Postsäcke, Seile können aus
Flachs gemacht werden. Und Geld: das Papier für Banknoten, und
auch Mülltüten oder Zeitungen und Zigaretten.

Noch der letzte Staub kann verwertet werden: Aus ihm lässt sich
ein dunkelgrünes Rohwachs gewinnen, das von der Kosmetik- und
Pharmaindustrie verwendet werden kann, als Hautpflegemittel
mit gesundheitlichem Nebeneffekt. Weiterverarbeitet, kann es zu
einem rein weißen Wachs werden, das als Rohstoff für die Chemie
oder Textilindustrie verwendet werden kann.

Und als Nahrung: Für Tiere beispielsweise kann der Leinkuchen,
der Pressrest der Ölgewinnung, dienen. Er verbessert die Lage im
Verdauungstrakt, etwa bei Pferd, Huhn, Kaninchen, bei Rindern,
Kälbern, Schafen.

Das große Geschäft erhoffen sich die Big Player des internationalen Agribusiness mit den Einsatzmöglichkeiten als Nahrungsmittel
mit besonderem gesundheitlichem Nutzen (»Nutraceuticals«, eine
Kombination aus Ernährung und pharmazeutischen Effekten).

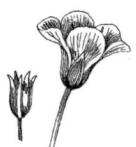

Der US-Agro-Multi ADM etwa hat Isoflavine und Lignane isoliert und hält ein Patent (US-Patent Nummer 6395279) für einen
Wirkstoffcocktail mit Substanzen, die unter anderem aus der Leinpflanze kommen. In Medikamenten soll er gegen verschiedene
Tumore helfen: in der Brust, der Prostata, der Haut, in Darm und
Blase. Eine holländische Firma namens Acatris wartet mit Er-
folgsbotschaften auf für Frauen in den Wechseljahren und Männer mit Prostatabeschwerden. Sie erforscht auch die Wirkungen
von Flachs-Bestandteilen gegen ein weitverbreitetes Männerleiden:
Haarausfall.

Die Politik der Big Player allerdings ruft auch Kritik hervor: In den
USA etwa haben sich die Flachsbauern gegen die Isolierung einzel-
ner Bestandteile aus dem Flachs durch die großen Konzerne aus-
gesprochen. Sie wollen und können ihre Erzeugnisse nur komplett
verkaufen, und nicht zerlegt in Pillenform – zumal die Wirkungen
dann auch nicht mehr die gleichen sind.

Auch die Gen-Experimente mancher Flachsproduzenten rufen
schon in den USA und Kanada Kritiker auf den Plan: Sie sehen ihren Export nach Europa in Gefahr, wenn die gesundheitsbewussten
Lein-Freunde mit Gen-Lein von drüben konfrontiert werden. Über-
raschenderweise war beim Gen-Lein auch der deutsche Chemie-
Multi BASF dabei, und gefördert wird das Ganze von der Europäischen Union. Das Ziel: dem Lein zusätzlich die besonders gesunden Fettsäuren EPA und DHA gentechnisch einzupflanzen, die
sonst vorzugsweise in Fischen vorkommen. Ein unglaublich auf-
wendiges und teures Verfahren mit beschränktem Nutzen: Denn
die meisten Menschen können diese Stoffe ohnehin aus dem wichtigsten Lein-Fett ALA, der Alpha-Linolensäure, in ihrem Körper
selbst herstellen. BASF hat das Projekt dann auch wieder gestoppt.

Auch die galoppierende Globalisierung im Lein-Business ruft Kritiker auf den Plan. Umweltschützer hegen berechtigte Zweifel,
ob es so sinnvoll ist, die gesunden Körnchen um die halbe Welt

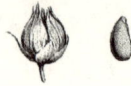

zu transportieren: Greenpeace Österreich geißelte in einer Studie »lange Lebensmittel-Transportwege«. Unter den Top 20 der »Produkte mit dem unnötigsten Transportweg« fand sich auf Platz 11: »Bio-Leinsaat aus Kanada«.

Vielleicht führt die neue Wertschätzung für die Traditionspflanze auch zu einer Steigerung der Anbauflächen in der Alten Welt. Vielleicht blühen hier auch wieder die Felder im Frühsommer blau.

Womöglich führt also die mit großer Marketingmacht aus Amerika unterstützte Renaissance der Leinpflanze am Ende auch neue Chancen für die europäische Lein-Liga, die Bauern, die Produzenten, diejenigen, die Lein verarbeiten oder zu Heilzwecken einsetzen.

Die Zukunft hat begonnen.

Die Zeit ist reif.

Die wachsende Zahl der Alten schafft neue Chancen für die Heilkraft des Leins. Er ist ein guter Kandidat für die Rolle der universellen Anti-Aging-Pflanze. Lein stärkt das Immunsystem, reguliert die Körperfunktionen, schützt vor Krankheiten.

Jünger kann niemand werden, aber in besserer Qualität älter.

»Man hat die Chance zur Erneuerung des eigenen Körpers«, sagt die Buchinger-Medizinerin Wilhelmi de Toledo.

Niemand muss mit seinem Körper alt werden: Binnen sieben bis zehn Jahren wird der ganze Körper (mit Ausnahme der Nerven) komplett ausgewechselt, sogar die Knochen.

Bei dieser dauernden Renovierung ist es sehr wichtig, was man isst. Denn der Körper verwandelt das Essen in Knochen, Haut, Zunge, Haare. Manches muss dabei ziemlich umgebaut werden, bis es einen Platz finden kann. Die Fette aber, sagt Frau Wilhelmi de Toledo, werden »eins zu eins in den Körper eingebaut«. Das ist dann nicht nur eine Frage der Menge und der äußeren Erscheinung, sondern auch der inneren Werte, des Befindens und des Wohlbefindens.

Denn die Fette sind wichtige Substanzen, sie sind die Grundbausteine aller Körperzellen und auch an der Bildung von Botenstoffen – wie etwa die Geschlechtshormone Testosteron und Östrogen – beteiligt.

Und weil die Fette dadurch einen wichtigen Anteil an den Steuerungsfunktionen haben, bedeutend sind fürs Gehirn und viele Botenstoffe, hat die Wahl der Fette unabschätzbare Fernwirkungen für die Vitalität, die inneren Körperfunktionen, fürs Herz, das Immunsystem, den Hormonhaushalt, ja sogar das Sexualleben.

Und für die Balance der Emotionen, den Gefühlshaushalt.

Leinöl, das Omega-3-Wunder, ist gut für die Psyche und das seelische Gleichgewicht.

Und wenn es auch nicht vor Haarausfall bewahrt: Lein macht glücklich.

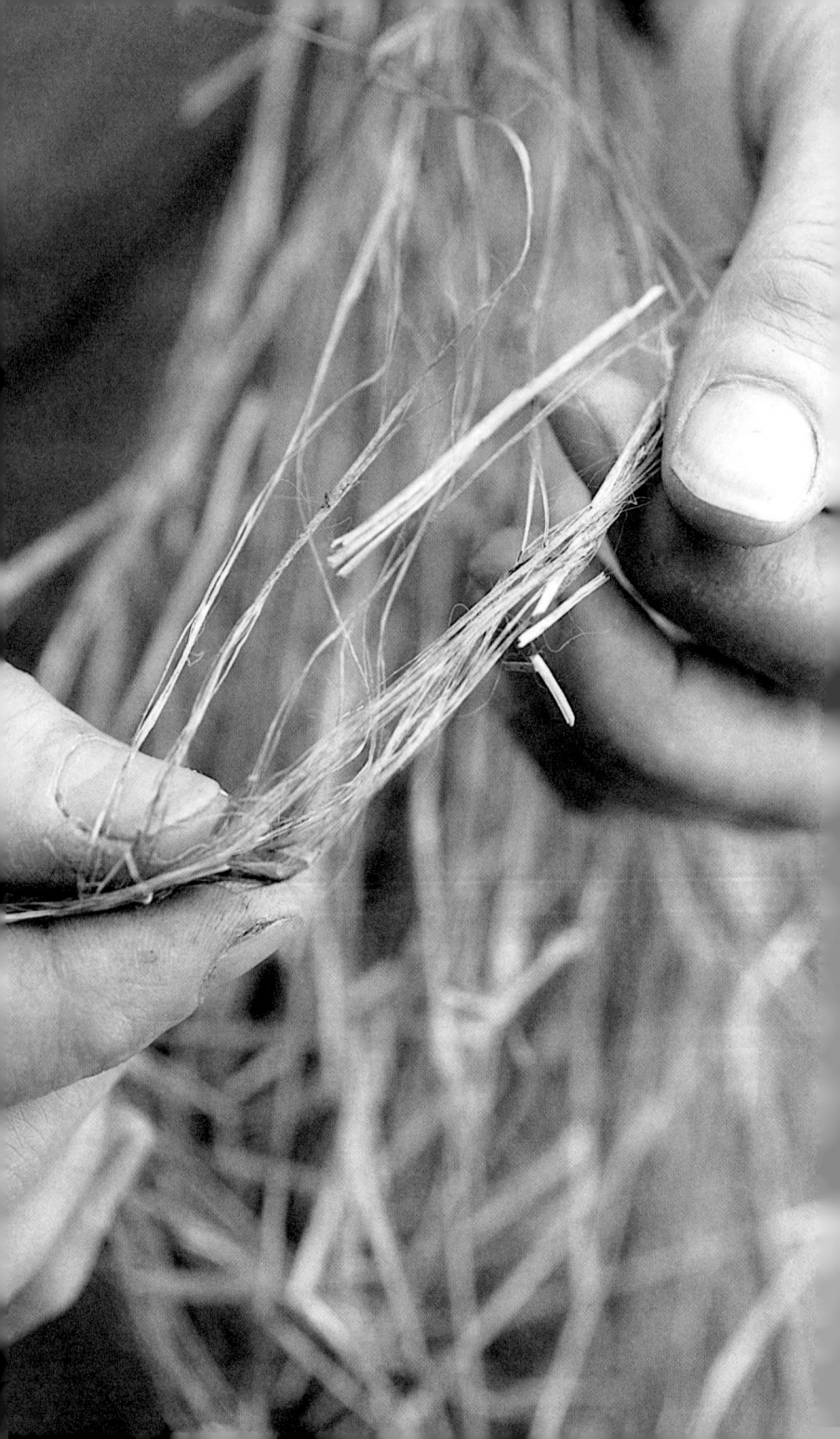

Heilsamer Lein

Wissenschaftlich erwiesen: Bei welchen Leiden Leinsamen und Leinöl
heilend und vorbeugend wirken können
(Die wissenschaftlichen Studien zu diesem Abschnitt finden sich in der
Literaturliste Seite 159)

Allergien

Der regelmäßige Genuss von Leinöl kann die Empfindlichkeit für Aller-
gien reduzieren.

Das beobachtete der US-Forscher Donald O. Rudin als positiven
Nebeneffekt seiner Studie zu Leinöl. Ursprünglich wollte er die Wirkung von Leinöl bei psychiatrischen Erkrankungen testen. Nach
sechs bis acht Wochen Leinölgabe berichteten einige seiner Patienten, dass unter anderem auch ihre Nahrungsmittelallergien abge-
nommen hatten.

Der Effekt wurde auch an Tieren bestätigt, in einem Forschungszentrum in der kanadischen Provinz Ontario. Die Tierärztin Wendy O'Neill heilte mit Leinsamen Pferde. Die Tiere waren alle am
so genannten Sommerekzem erkrankt, einer allergischen Reaktion
auf den Speichel der weitverbreiteten Kriebelmücke. Nach 42 Tagen waren die quälenden, juckenden Hautausschläge deutlich zurückgegangen.

Um die zugrundeliegenden Mechanismen für den antiallergischen
Effekt zu ergründen, fütterte ein japanisches Forscherteam zwei
Monate lang Mäuse mit einer Kost, die sehr viel Alpha-Linolensäure enthielt. Die gesunde Fettsäure, die der wichtigste Bestandteil des Leinöls ist, wurde hier aus einer chinesischen Gewürz-
pflanze namens Perilla gewonnen. Als Allergieauslöser diente ein
Bestandteil von Hühnereiern. Auf diese allergische Herausforderung reagierten jene Mäuse, die viel Alpha-Linolensäure gefressen
hatten, mit einer geringeren Immunantwort. Das wurde in einer

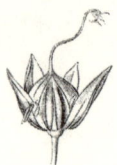

Absenkung eines Indikators für allergische Reaktionen, dem so genannten Immunglobulin E, gemessen. Außerdem starben dank der Linolensäure-Kur weniger Tiere an einem Allergieschock.

Arterienverkalkung (Arteriosklerose)

Leinöl und Leinsamen können die Arterienverkalkung (medizinisch: Arteriosklerose) verhindern und damit das Risiko für Schlaganfall und Herzinfarkt mindern.

Nach einer Studie des Australiers Paul J. Nestel von 1997 erhöht Leinöl die Flexibilität der Adern und beugt damit der Arterienverkalkung vor.

Nestel untersuchte an dem medizinischen Forschungszentrum bei Melbourne die Wirkung von Alpha-Linolensäure aus Leinöl an 15 übergewichtigen Personen in einem mehrmonatigen Versuch. Dabei bekamen die Studienteilnehmer zunächst vier Wochen lang eine Kost mit sehr viel gesättigten Fettsäuren, dann wurde ihre Ernährung mit Alpha-Linolensäure angereichert, es folgte wiederum eine Phase mit viel einfach ungesättigten Fettsäuren, zum Abschluss gab es noch einmal die gesättigten Fette. In der Leinöl-Phase wurden die Blutgefäße deutlich dehnbarer, was zu einer Abnahme des Blutdruckes führen kann.

Leinsamen kann auch die Aktivität der Blutplättchen beeinflussen, die zur Verklumpung der Blutzellen führt. Ein Effekt, der maßgeblich zur Entstehung von Arterienverkalkung beiträgt. Das beobachtete eine Forschergruppe um William F. Clark in Kanada an Nierenkranken. Die günstigste Dosis lag bei 30 Gramm täglich. Die Lignane in der Leinsaat schützen zusätzlich vor einer Oxidation des Cholesterins, so dass es sich schlechter in die Blutgefäßwand ablagern kann, was die vorbeugende Wirkung weiter verbessert.

Bemerkenswert war auch die Senkung des Gesamtcholesterins und des unerwünschten LDL-Cholesterins durch die Lein-Diät, was das Risiko für Herzinfarkt weiter senkt.

Aufmerksamkeits–Defizit–Syndrom (ADS)

Leinöl beruhigt hyperaktive Kinder.

Der indische Mediziner Kalpana Joshi untersuchte in einer Studie von 2006 die Wirkung von Leinöl und Vitamin C auf das Verhalten von 30 Kindern, bei denen eine besonders ausgeprägte Form des so genannten »Zappelphilipp«-Syndroms vorlag. Die hyperaktiven und konzentrationsschwachen Kinder nahmen über einen Zeitraum von drei Monaten täglich Leinöl mit einem Gehalt von 200 Milligramm Alpha-Linolensäure und zusätzlich 25 Milligramm Vitamin C zu sich. Alle anderen zuvor angewendeten Therapien wurden während dieser Zeit eingestellt. Bei allen Kindern verbesserten sich die Symptome des Aufmerksamkeits-Defizit-Syndroms erheblich. Sie zeigten sich nach Studienende bei Kontrolltests wesentlich aufmerksamer sowie weniger impulsiv und unruhig als vor der Studie. Die Untersuchung der Blutfettwerte ergab eine deutlich erhöhte Konzentration von Docosahexaensäure (DHA) und Eicosapentaensäure (EPA), die im Körper aus der im Leinöl enthaltenen Alpha-Linolensäure gebildet werden. DHA und EPA waren zur Behandlung des Aufmerksamkeits-Defizit-Syndroms schon in früheren Studien mit Fischöl erfolgreich getestet worden. Das indische Forscherteam war positiv überrascht, dass sich allein mit der Alpha-Linolensäure im Leinöl vergleichbar verbesserte Blutfettwerte wie mit Fischöl erreichen lassen und sehen die Leinöltherapie als eine einfache erfolgversprechende Methode zur Behandlung von hyperaktiven Kindern an.

Bluthochdruck

Wer täglich Leinsamen isst, kann damit seinen Blutdruck senken.

Der kanadische Forscher J. David Spence zeigte 2003, dass Leinsamen Bluthochdruck reduzieren kann. Spence ist Direktor des Forschungsinstitutes für Prävention von Schlaganfall und Arteriosklerose in der kanadischen Stadt London. In einem Experiment

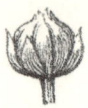

untersuchte er 35 Frauen, im Alter von 54 bis 70 Jahren, die alle bereits erkrankte Blutbahnen hatten. Für diesen Versuch wurden Leinsorten mit unterschiedlichen Gehalten an Alpha-Linolensäure bzw. Lignanen, den östrogenartigen Verbindungen aus der Leinpflanze, eingesetzt. Da der Blutdruck durch die lignanreichste Leinsorte am stärksten gesenkt wurde, führen die Wissenschaftler die Wirksamkeit auf diesen sekundären Pflanzenstoff zurück.

Dass auch die Alpha-Linolensäure effektiv den Blutdruck senkt, zeigte Peter Singer in einer Studie von 1990 an der damaligen Akademie der Wissenschaften in Berlin-Buch, dem heutigen Campus Berlin-Buch. Die 44 Teilnehmer hatten allesamt leichten Bluthochdruck. Bei den 14 Probanden, die täglich 60 ml Leinöl eingenommen haben, zeigte sich bald eine deutliche Verringerung des Druckes in der Anspannungsphase des Herzens. Nebenbei verbesserte sich auch der Cholesterinspiegel deutlich. Nach Singer wirken die Fettsäuren auf mehr als zehn verschiedene Arten auf das blutdruckregulierende System im Körper. Zum Beispiel wird das Blut flüssiger, die Nieren werden besser durchblutet und scheiden verstärkt Natrium aus, Kreislaufhormone werden ausbalanciert und wichtige blutdrucksteigernde Hormone unwirksam gemacht.

Brustkrebs

Mit Leinsamen und auch mit Leinöl kann das Wachstum von Brustkrebs gehemmt werden.

Das fand Professor Lilian Thompson von der ernährungswissenschaftlichen Abteilung der Universität im kanadischen Toronto heraus. Sie konnte in einer Studie aus dem Jahr 2005 mit Frauen nach den Wechseljahren nachweisen, dass der Brustkrebs bei Frauen, die Leinsamen aßen, langsamer wuchs. Die Damen bekamen täglich Muffins, in die 25 Gramm Leinsaat eingebacken waren. Um eine Placebowirkung auszuschließen erhielt eine Kontrollgruppe lein-

freies Gebäck. 1996 hat Professor Thompson bereits an Ratten beobachtet, dass sowohl Leinsamen als auch das Öl dieser Pflanze im
Kampf gegen den Krebs wirksam sind.

Sie vermutet, dass die wertvollen Omega-3-Fettsäuren und die
Pflanzenhormone über völlig verschiedene Mechanismen ihren
Beitrag leisten. Beachtlich war auch, dass im Falle des Leinöls sogar Krebs in fortgeschrittenerem Stadium auf die Behandlung re-
agierte.

Ein weiteres Forscherteam aus Toronto, diesmal angeleitet von Professor Linda Wang, führte diese Frage 2005 weiter. Ratten wurden
menschliche Brustkrebszellen eingepflanzt und verschiedene Lein-
diäten sollten ihre Wirkung auf Wachstum und Metastasenbildung
der Tumore zeigen. Es blieb dabei: Beide Komponenten wirkten.
Leinöl und Leinsaat.

Die Forschungsergebnisse von Charlotta Dabrosin zeigten 2002
eine mögliche Wirkungsweise. Die schwedische Medizinerin fand
mit ihrem Team heraus, dass bei Ratten eine Schlüsselsubstanz und
wichtiger Risikofaktor in der Brustkrebsentstehung (VEGF = Vas-
kulärer endothelialer Wachstumsfaktor) deutlich gesenkt wird,
wenn 10 % der Nahrung durch Leinsamen ersetzt werden.

Cholesterinwerte

Leinöl und Leinsamen können die Cholesterinwerte verbessern und
damit das Risiko für Herzkrankheiten verringern.

Schon 1993 beobachteten US-Wissenschaftler aus Mountclair im
Bundesstaat New Jersey eine deutliche Verbesserung der Cholesterinwerte bei 15 Versuchspersonen, die täglich 15 Gramm geschroteten Leinsamen und drei Scheiben Leinsamenbrot bekamen.
Nach drei Monaten waren ehedem erhöhte Cholesterinwerte deutlich gesunken.

Ähnliches ergab sich bei Frauen aus dem US-Staat Oklahoma, die
ihre Wechseljahre hinter sich hatten. 40 Gramm geschrotete Lein-

samen führten nach der 2002 veröffentlichten Studie binnen drei Monaten zu deutlich verbesserten Werten bei Cholesterin und anderen Blutfetten.

Eine russische Studie zeigte im Jahr zuvor, dass 17,5 Gramm Leinöl pro Tag auch bei Typ-II-Diabetikern die Blutfettwerte verbessern kann.

Nach nur drei Wochen Genuss von Muffins mit entfetteten Leinsamen waren bei einer Gruppe von 29 Kanadiern die »bösen« LDL-Cholesterinwerte deutlich verbessert. Das ergab eine 1999 veröffentlichte Untersuchung, welche der Arzt David Jenkins in der ernährungswissenschaftlichen Abteilung der Universität Toronto ausführte.

In verschiedenen Experimenten an Tieren wurde der Frage nachgegangen, welche Inhaltsstoffe für die cholesterinsenkende Wirkung verantwortlich sind. Und es zeigte sich, dass ein Lignan mit hormonähnlicher Wirkung (SDG, das so genannte Secoisolariciresinol-Diglukosid) auch isoliert verabreicht cholesterinsenkend wirkt.

Darmkrebs

Leinsamen und Leinöl können vor Dickdarmkrebs schützen.

Darauf deuten jedenfalls Tierstudien hin. An der Universität Toronto in Kanada hat ein Wissenschaftler namens Mazda Jenab Ratten mit Leinsamen gefüttert und nachgewiesen, dass die Entstehung von Dickdarmkrebs damit verhindert werden kann. Je mehr Leinsamen die Tiere zu fressen bekamen, umso besser war die Schutzwirkung. Weniger Tumore im Verdauungstrakt gibt es ebenso, wenn die so genannten Lignane (hormonell wirksame Bestandteile des Leins) isoliert eingesetzt werden. Auch Chandradhar Dwivedi, Professor für Pharmakologie und Toxikologie im US-Bundesstaat South Dakota, wies in Tierversuchen die Schutzwirkung des Leinöls gegen Dickdarmgeschwüre nach. Bei Ratten wurde mit Hilfe von Chemikalien künstlich Darmkrebs erzeugt. Die Tiere, die

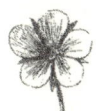

mit Leinöl gefüttert wurden, zeigten im Vergleich zu einer Maisöl-Gruppe ein um die Hälfte geringeres Tumorvorkommen. Dwivedi glaubt, dass auch die im Lein enthaltenen Omega-3-Fettsäuren für die krebsvorbeugende Wirkung verantwortlich sind. Der Mediziner Jenab vermutet einen zusätzlichen Mechanismus: Verantwortlich für die positiven Wirkungen ist nach seiner Ansicht der Umstand, dass Lein und Lignane einem körpereigenen Stoff namens Beta-Glucuronidase gewissermaßen auf die Sprünge helfen. Dieses Enzym hat die Aufgabe, Bakterien, Viren, Krebszellen und ähnliche körperfeindliche Stoffe zügig zu entsorgen. Je besser es arbeitet, desto weniger wird die Darmwand mit den schädlichen Stoffen traktiert. So kann es dort unter anderem auch vor Tumoren schützen. Die Ratten mit dem aktiveren Enzym hatten weniger abnormale Einstülpungen in der Darmwand, welche als Vorstufe von Dickdarmkrebs gelten.

Diabetes

Der Konsum von Leinsamen und Leinöl kann der Zuckerkrankheit vorbeugen und bei bereits erkrankten Diabetikern den Blutzuckerspiegel regulieren.

Der Kanadier Stephen Cunnane fand im Jahr 1993 heraus, dass Leinsamen das Risiko für Diabetes mindern kann, indem es den Blutzuckeranstieg nach den Mahlzeiten verringert. Für seine Studie bekamen gesunde Frauen vier Wochen lang täglich 50 Gramm geschroteten Leinsamen. Während der Leindiät stieg der Blutzucker der teilnehmenden Frauen nach dem Essen schwächer an als üblich. Genau diese Blutzuckerspitzen nach den Mahlzeiten gelten als Risikofaktor für Diabetes. Die gleiche blutzuckerspitzensenkende Wirkung erzielten die Forscher, indem sie ihre Patientinnen 25 Gramm aus Leinsamen zubereiteten Schleim essen ließen. Dank dieses Effekts können Menschen, die bereits zuckerkrank sind, Insulin einsparen.

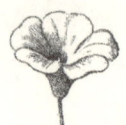

Eine weitere Studie aus Kanada von 2002 wies nach, dass Leinsaat den Blutzuckerspiegel auch dauerhaft senken kann. Eine tägliche Dosis von 40 Gramm Leinsaat hatte bei den untersuchten älteren Frauen nach sechs Monaten unter anderem eine deutliche Absenkung des Insulin- und des Zuckerspiegels im Blut zur Folge.

Sogar bei der heute üblichen Kombination von Übergewicht und Diabetes senkt Lein den Insulinspiegel – zumindest bei dicken, zuckerkranken Ratten.

Amerikanische Forscher jedenfalls beobachteten dies im Rahmen einer 2003 veröffentlichten Untersuchung bei männlichen übergewichtigen Ratten, die unter Diabetes samt seiner Folgen litten. In drei Gruppen aufgeteilt, bekamen die Tiere in ihrem Futter entweder einen Zusatz von 20 Prozent Milcheiweiß, Sojaprotein oder Leinsamen. Nach sechs Monaten waren die Insulinspiegel in der Lein-Gruppe deutlich niedriger als bei den anderen Versuchstieren.

Das Lignan der Leinpflanze kann nach Ansicht von Professor Kailash Prasad mit seinen antioxidativen Eigenschaften den Körper vor der Entwicklung eines Typ-II-Diabetes schützen.

Entzündungen

Leinöl kann Entzündungsreaktionen mildern.

Das haben australische Wissenschaftler am königlichen Adelaide Hospital nachgewiesen. Die kerngesunden Testpersonen durften vier Wochen lang täglich Lebensmittel essen, die mit Leinöl verfeinert waren. Das Ergebnis: Je mehr sich die Omega-3-Fettsäure aus dem Öl in den Zellen der Testpersonen anreicherte, desto geringer waren die Entzündungsreaktionen in ihrem Körper. Gemessen wurde dies an Entzündungs-Indikatoren im Blut wie etwa dem so genannten Interleukin-1 oder auch einem Stoff mit dem Kürzel TNF (ausführlich: Tumor-Nekrose-Faktor): Diese wurden um etwa 30 Prozent gesenkt.

Die Australier sind Experten für Rheuma und wollten herausfinden, ob Leinöl auch bei dieser chronischen Form der Entzündung helfen kann. Denn zur Rheumabehandlung werden Medikamente (so genannte TNF-Blocker) eingesetzt. Leinöl hat, wie die Forscher aus Adelaide zeigten, eine vergleichbare Wirkung.

Entzündungsreaktionen des Körpers sind nicht nur wichtig bei den einschlägig bekannten Krankheiten wie Lungenentzündung, Blasenentzündung oder Mandelentzündung, sondern eben auch bei Fehl- oder Überreaktionen des Körpers etwa im Falle von Rheuma oder Arthritis. Und sie können auch bei ganz anderen Krankheiten eine Rolle spielen, etwa Herzinfarkten oder Kreislaufleiden. Eine zu hohe Konzentration von Interleukin-1 kann das Risiko für diese Krankheiten erhöhen.

Die entzündungshemmende Wirkung des Leins konnte auch der kanadische Professor William Clark von der Universität Western Ontario bestätigen. Er hatte seinen Patienten Leinsamen verabreicht und damit einen vergleichbaren Effekt erzielt.

Verantwortlich für den Effekt bei solchen Entzündungen sind, so vermuten die Experten, die Omega-3-Fettsäuren (siehe Kapitel 4). Darauf deuten unter anderem Erkenntnisse der Ernährungswissenschaftlerin Carolin Schnurr vom Walther Straub Institut an der Ludwig-Maximilians-Universität München hin. Sie hat in einer Langzeitstudie erstaunliche Linderungen der Beschwerden von Patienten mit so genannter rheumatoider Arthritis durch eine Diät mit Omega-3-Fettsäuren beobachtet. Die Probanden erhielten zu Beginn der Studie eine ausgiebige Ernährungsschulung und sollten entzündungsfördernde Fette wie sie etwa in Fleisch, Wurst aber auch in Pflanzenmargarine und Sonnenblumenöl vorkommen, meiden und möglichst Lebensmittel mit Omega-3-Fetten verwenden. Nach dieser Umstellung berichteten die Teilnehmer von geringeren Schmerzen und weniger Schwellungen in den Gelenken.

Der Mediziner Frank Thies konnte im Jahr 2001 an der Universität Oxford ebenfalls den Rückgang von Entzündungs-Indikatoren im Blut durch täglichen Leinölkonsum beobachten. Zwölf Wochen lang bekamen seine Studienteilnehmer Kapseln mit unterschiedlichen Fetten. In der Leinölgruppe und auch bei denjenigen, die den wichtigsten Bestandteil des Leinöls, die so genannte Alpha-Linolensäure (ALA) verabreicht bekamen, war weniger von einem Stoff namens E-Selectin im Blut, der als Anzeichen für Entzündungen gilt.

Haut (siehe auch Allergien)
Die Inhaltsstoffe des Leins können bei Hautproblemen lindernd wirken.

Verschiedene Studien legen die Annahme nahe, dass für die positiven Effekte die Omega-3-Fettsäuren verantwortlich sind.

So berichteten Wissenschaftler der Justus Liebig Universität in Gießen 2002 in einer Studienauswertung von mehreren Untersuchungen, die einen deutlichen Rückgang der Schuppenflechte durch Infusion von Omega-3-Fettsäuren zur Folge hatten.

Positive Effekte bei der Schuppenflechte beobachteten auch holländische Forscher in einer 2003 veröffentlichten Untersuchung. Sie hatten eigentlich herausfinden wollen, wie Omega-3-Fettsäuren auf manisch-depressive Patienten wirken. Wenn diese Krankheit, die auch als »bipolare Störung« bezeichnet wird, mit dem üblichen Medikament Lithium behandelt wird, tritt häufig als Nebenwirkung die Schuppenflechte auf. Bei zweien der untersuchten Patienten beobachteten die holländischen Wissenschaftler einen kompletten Rückgang der Hautprobleme für den Zeitraum der Einnahme von Omega-3-Fettsäuren.

Der US-Forscher Donald O. Rudin gab Psychiatrie-Patienten täglich zwei bis sechs Esslöffel Leinöl. Schon nach ein bis zwei Wochen verschwanden die Schuppenflechte und trockene Haut, die typischen Hautprobleme seiner Probanden.

Krebs

Leinsamen und die Lignane der Leinpflanze können die Entstehung von Krebs verhindern und auch dessen Ausbreitung im Körper hemmen.

Wie das im Einzelnen funktioniert, ist allerdings noch unklar. Bei Krebserkrankungen des hormonbildenden Drüsengewebes (Brustkrebs, Prostatakrebs) ist vermutlich die Wirkung des so genannten Lignans auf die Botenstoffe, vor allem auf den Östrogenhaushalt, hauptverantwortlich für den schützenden Effekt. Gleichzeitig kann dieser Stoff freie Radikale binden und auf diese Weise beispielsweise vor Krebs schützen, wie Dr. Kailash Prasad von der Universität Saskatchewan in Kanada bestätigt. Ein Forscherteam unter der Leitung von Mazda Jenab, damals wissenschaftlicher Mitarbeiter der internationalen Behörde für Krebsforschung in Lyon, zeigte 1999 in Tierversuchen, dass durch die Fütterung von Leinsaat ein bestimmtes Enzym namens Beta-Glucuronidase aktiviert wird. Dieser Biokatalysator ist dafür verantwortlich, Viren, Bakterien, entartete Zellen und dergleichen optimal zu beseitigen. Arbeitet er nicht ausreichend, kann es zur Anhäufung dieser Stressauslöser und damit auch zur Krebsentstehung kommen. Vermutlich entsteht der heilsame Effekt des Leins durch eine Kombination der unterschiedlichen Mechanismen.

Nieren

Leinöl und Leinsamen können bei Nierenerkrankungen helfen.

Das fanden Mediziner der George Washington Universität in der US-Hauptstadt in einer 2003 veröffentlichten Studie heraus. Ihr Ergebnis: Die Eiweißausscheidung über den Urin, ein Indikator für Nierenerkrankungen, war messbar niedriger als bei den Vergleichsgruppen, die Milcheiweiß und Sojaprotein mit ihrer ansonsten gleichen Tageskost bekommen hatten.

Ähnliche Ergebnisse ergab auch eine Studie aus Kanada. Sie beobachteten zwei Jahre lang die Wirkung von täglich 30 Gramm Lein-

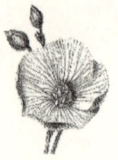

samen bei 23 Nierenkranken. Zum Ende der Studie hatten lediglich neun der Probanden diese Diät korrekt eingehalten. Bei ihnen konnte ein deutlicher Rückgang des Serumkreatinins gemessen werden, was auf eine Verbesserung der Nierenfunktion schließen lässt.

Auch bei Tieren zeigte sich der Effekt:

In einer 2002 veröffentlichten kanadischen Studie zeigten Wissenschaftler, dass Leinöl eine experimentell erzeugte Nierenerkrankung bei Ratten lindern kann. Die Tiere bekamen direkt nach dem Abstillen acht Wochen lang täglich Leinöl mit niedrigem Lignangehalt ins Futter. Omega-3-Fettsäuren reicherten sich vor allem in Leber und Niere an. Die Nierenfunktion besserte sich deutlich, was sich zum Beispiel an einem Rückgang der Ausscheidung von Substanzen wie Kreatinin zeigte. Die Entzündungen gingen zurück. Die zystischen Veränderungen nahmen ab.

Die wirkungsvollste Leinsamen-Dosis ermittelte ein kanadisches Forscherteam in einer früheren Human-Studie. Hier bekamen neun Patienten täglich 15, 30 oder 45 Gramm Leinsamen zu essen. Die Nierenfunktion besserte sich, was zum Beispiel daran gemessen wurde, dass weniger Kreatinin, ein Stoffwechselprodukt im Harn und der klassische Indikator für den Gesundheitszustand der Niere, und Eiweiß über den Urin ausgeschieden wurden. Entzündungen des Nierengewebes gingen zurück. Deutlich messbar waren die gesundheitlichen Veränderungen erst bei 30 Gramm, darüber verschlechterten sich die Ergebnisse.

Prostatakrebs

Leinsamen kann das Wachstum von Tumoren in der Prostata verzögern.

Das ist das Ergebnis einer Studienreihe des medizinischen Zentrums der Duke University in North Carolina. Das Forscherteam um Wendy Demark-Wahnefried zeigte 2004, dass der Verzehr von Leinsamen das Wachstum von gutartigem Prostatagewebe verlangsamt. Für dieses Experiment unterzogen sich 13 Prostatapatienten sechs Monate lang einer fettarmen Diät und bauten täglich 30 Gramm Leinsamen in ihren Speiseplan ein. Drei Jahre zuvor beobachteten sie mit dieser Dosis bei 25 Prostatakrebs-Patienten, dass die Zellwucherung im betroffenen Organ abnahm und gleichzeitig zahlreiche Tumorzellen untergingen. Im Jahr 2002 fütterte das Forscherteam aus North Carolina 135 Mäuse 30 Wochen lang mit einer Leindiät.

Mit einem Leinsamenanteil von fünf Prozent im Futter entwickelten die künstlich mit Krebs infizierten Mäuse deutlich weniger bösartige Wucherungen in der Prostata. Wirksamer Bestandteil ist vermutlich ein Pflanzenhormon aus der Leinsaat (SDG, Secoisolariciresinol-Diglucosid). Wie Kailash Prasad von der Universität Saskatchewan in Kanada herausfand, kann dieser Stoff freie Radikale binden und auf diese Weise vor Krebs schützen. Speziell bei hormonabhängigen Krebsarten (wie Prostata-, Brust- und Gebärmutterhalskrebs) greift dieser Leinbestandteil auch regulierend in die Wechselwirkungen der Botenstoffe ein und kann so verhindern, dass die Tumore weiter wachsen. Forscher der Universität Rostock veröffentlichten im Mai 2005 eine Studie, bei der dieser Effekt beobachtet wurde.

Psyche

Leinöl und Leinsamen können das psychische Befinden verbessern und sogar seelische Leiden wie Depressionen, Schizophrenie und Ängste lindern.

Der amerikanische Mediziner Donald O. Rudin verabreichte in einer 1981 veröffentlichten Studie täglich zwischen zwei und sechs Esslöffel Leinöl an seine Probanden. In Einzelfällen wurde die Dosis auch erhöht. Mit dieser Therapie wollte Rudin den Studienteilnehmern eine Linderung ihrer psychischen Störungen verschaffen. Sie litten an Schizophrenie, manischer Depression und Platzangst.

Schon ab der ersten Woche berichteten sie in der Mehrzahl von überraschenden Verbesserungen in den Begleiterscheinungen ihrer Erkrankungen, wie Tinnitus, Schuppen, Kälteempfindlichkeit, Müdigkeit und anderen. Die Abnahme der mentalen Probleme war zeitlich nicht so eindeutig festzulegen. Eine 26-jährige Schizophreniepatientin, die bereits zehn Jahre an ihrer Krankheit litt, fühlte sich schon eineinhalb Stunden nach der ersten Leinöldosis deutlich besser. Nach etwa zwei Wochen waren sie, ihre Familie und Rudin sich einig, dass ihre Psychose tatsächlich zurückgegangen war.

Die Wirkung war dauerhaft. Auch ein Jahr später, zur Zeit der Veröffentlichung der Studie, hatte sie nur selten kurze Rückfallphasen. Meist kamen sie in stressreichen Zeiten oder wenn sie mit der Dosierung des Leinöls experimentierte. Bei einem paranoid-schizophrenen Patienten brauchte es etwa fünf Wochen, bis die ersten Symptome verschwanden. Dann flauten die Halluzinationen vor dem Einschlafen ebenso ab wie seine paranoiden Gedanken. Ein Patient mit Platzangst dagegen verspürte die ersten Besserungen erst etwa zwei Monate nach Beginn der Leinöltherapie. Dr. Rudin variierte die Dosis jeweils solange, bis jeder Patient sein Optimum gefunden hatte.

Der Effekt ist vermutlich auf die in Lein enthaltenen Omega-3-Fettsäuren zurückzuführen, die im Stoffwechsel des Gehirns eine große Rolle spielen. Zahlreiche Studien zeigten jedenfalls positive Wirkungen von Omega-3-Gaben bei schizophrenen und depressiven Patienten. Auch bei Menschen mit manisch-depressiven Schüben (auch bipolare Störungen genannt) wirkten die Omega-3-Fette positiv.

Wissenschaftler der Medizinischen Universität Taipei (Taiwan) berichten von einer dreißigjährigen Frau mit chronischer Schizophrenie, deren Symptome sich in der Schwangerschaft verstärkten. Sie entschloss sich zur Teilnahme an einer Studie zur Monotherapie mit Omega-3-Fettsäuren, woraufhin sich ihre psychische Störung schnell verbesserte.

In einem Londoner Krankenhaus wurde ein bisher untherapierter Patient gegen seine Schizophrenie mit der Omega-3-Fettsäure EPA (Eicosapentaensäure) behandelt. Nach sechs Monaten wurde die Besserung detailliert untersucht: So konnte eine Normalisierung in den roten Blutzellen und Nervenzellen festgestellt werden. Auch konnte der zuvor beobachtete Mangel an ungesättigten Fettsäuren behoben werden.

An der Universität Stellenbosch in Südafrika bekamen 40 Schizophreniepatienten entweder eine tägliche Dosis EPA oder aber ein entsprechendes Placebo verabreicht. Ihre bisherige medikamentöse Therapie führten die Patienten während der Studie weiter. Nach 12 Wochen war die Abnahme der psychiatrischen Symptome bei denjenigen, welche die Omega-3-Fettsäure eingenommen hatten, deutlich größer als in der Placebogruppe.

Mediziner aus dem US-Bundesstaat Georgia raten daher in einer 2001 veröffentlichten Empfehlung bei Schizophrenie und anderen psychiatrischen Erkrankungen eine kombinierte Behandlung mit Omega-3-Fettsäuren und Antioxidantien. Diese Therapie hat in folgenden Untersuchungen ganz deutlich den bei der Schizophrenie häufig beobachteten Mangel an ungesättigten Fettsäuren in den Zellmembranen behoben.

Auch bei Depressionen zeigten Studien aus den Jahren nach 2000 deutliche Verbesserungen mit Omega-3.

Drei Männer und 17 Frauen mit depressiven Störungen nahmen vier Wochen lang an einer Studie der Ben Gurion Universität in Israel teil. Neben ihrer üblichen Medikamente bekam die Hälfte der Teilnehmer zweimal täglich ein Gramm der Omega-3-Fettsäure EPA. Die übrigen Teilnehmer nahmen ein entsprechendes Scheinmedikament (Placebo) ein – ohne dass Patienten oder Ärzte wussten, welche Gruppe welches Präparat bekam. Das Ergebnis war ei-

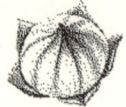

ne Verbesserung der depressiven Symptome um 50 bis 60 Prozent bei den Patienten, die Omega-3-Fettsäuren eingenommen hatten.

Im Swallownest Court Hospital in England wurde der antidepressive Effekt von 1, 2 und 4 Gramm EPA als Zusatz zur bisherigen Medikamentation an 70 depressiven Patienten getestet. Ein Gramm dieser Fettsäure täglich linderte die Symptome um 50 % auf der Hamilton Depression Rating Scale. Die höheren Dosen waren interessanterweise weniger wirksam.

In der Psychiatrischen Abteilung des China Medical College Hospitals in Taiwan wurde die Wirkung von 6,6 Gramm Omega-3 Fettsäuren täglich an 28 Patienten mit Depressionen für 8 Wochen placebokontrolliert beobachtet. Diejenigen, die Omega-3-Fettsäuren verabreicht bekamen, zeigten geringere Symptome der Depression. Schon im Jahre 1999 konnte der US-Forscher Andrew Stoll nachweisen, dass Omega-3 auch bei manischen Depressionen (auch bipolare Störungen genannt) helfen.

Vier Monate lang verabreichte seine Forschergruppe an der Harvard Medical School in Boston im US-Staat Massachusetts täglich 9,6 Gramm Omega-3-Fettsäuren oder ein Scheinmedikament (Placebo) an 30 Patienten, die an manischer Depression litten. Durch die Medikation mit der ungesättigten Fettsäure verlängerte sich die symptomfreie Phase zwischen den depressiven Schüben.

Eine 2005 veröffentlichte US-Studie von der Universität Missouri in Kansas City ergab, dass eine Dosis von ein bis zwei Gramm Omega-3-Fettsäuren pro Tag eine Abnahme der Reizbarkeit manisch-depressiver Patienten bewirkte.

Wechseljahresbeschwerden

Leinsamen können Wechseljahresbeschwerden mildern.

Eine 2002 veröffentlichte wissenschaftliche Untersuchung aus Quebec in Kanada hat die vorteilhafte Wirkung des Leins während der Wechseljahre nachgewiesen. 25 Frauen, die bereits in den Wechseljahren waren, nahmen an der sechs Monate dauernden Studie teil. Die Frauen bekamen entweder täglich 40 Gramm geschroteten Leinsamen oder ein Östrogenpräparat oder aber eine Kombination aus Östrogenen und Progesteronen. Durch die Lein-Diät wurden die typischen Wechseljahresbeschwerden ebenso wie bei der klassischen Hormonersatztherapie verringert sowie einige Begleiterscheinungen der reduzierten Östrogenbildung behoben.

Verantwortlich für diese Wirkung ist vermutlich ein so genanntes Phytoöstrogen, das die Leinpflanze bildet. Dieses Pflanzenhormon namens Secoisolariciresinol-Diglukosid gehört zu der Gruppe der Lignane. Es wirkt im Körper als eine Art Ersatz für die mangelnden körpereigenen Östrogene während und nach den Wechseljahren. Mehrere andere Studien haben die Effekte bestätigt.

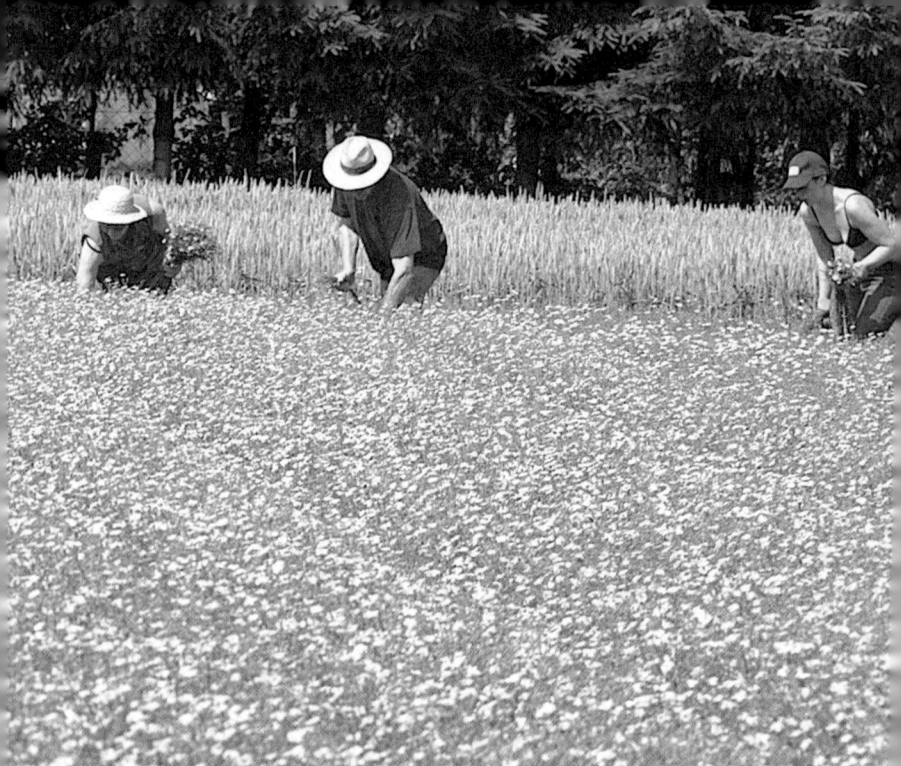

Land des Hechelns

Wörter, Sprichwörter, Märchen: Wie die Lein-Kultur Eingang in den
Sprachschatz fand

alter Knacker

Heutige Bedeutung: ein älterer Mann.
*Ursprünglich: der alte Mann, der zu alt für die Feldarbeit war
und das ‚Haspeln' übernahm, also das Aufspulen des Flachses auf
eine Winde, um seine Länge zu messen und um ihn in Strang-
form zu bringen. Nach jeweils 60 Umdrehungen knackte die Spule,
damit er mit der Längenmessung nicht durcheinander kam.*

anzetteln

Heutige Bedeutung: im Geheimen vorbereiten, anstiften.
*Ursprünglich: den Aufzug eines Gewebes auf dem Webstuhl
herrichten, Kettenfäden dafür spannen.*

den Faden verlieren

Heutige Bedeutung: Den geistigen Zusammenhang einer
Gesprächssequenz aus dem Auge verlieren.
Ursprünglich: Beim Haspeln den Faden verlieren.

Fahrt ins Blaue

Heutige Bedeutung: einen Ausflug an einen unbekannten oder
nicht vorher bestimmten Ort unternehmen.
*Ursprünglich: Eine Fahrt in die Gegend des (blau) blühenden Leins
unternehmen.*

einbleuen

Heutige Bedeutung: Mit Nachdruck einschärfen.
Ursprünglich: Flachsbündel mit Schlagwerkzeugen bearbeiten.

flachsen

Heutige Bedeutung: miteinander Spaß reden, sich necken.
Ursprünglich: Das gesellige Miteinander beim Bearbeiten des Flachses.

haspeln

Heutige Bedeutung: hastig arbeiten oder hastig sprechen.
Ursprünglich: auf die Haspel (eine Art Spule) wickeln.

durchhecheln

Heutige Bedeutung: spöttisch über andere reden, klatschen.
Ursprünglich: Fasern des Flachses spalten.

schäbig

Heutige Bedeutung: armselig, ärmlich, abgetragen, dürftig, ungepflegt, unansehnlich, geizig, kleinlich, nicht vornehm.
Ursprünglich: Schäben sind holzige Splitterchen, die als Abfall bei der Flachsverarbeitung entstehen. Wenn sie noch im fertigen Leinengewebe zu finden sind, gilt dieses als schäbig.

sich verhaspeln

Heutige Bedeutung: stammeln, Sätze durcheinanderbringen.
Ursprünglich: Der Flachsfaden wurde auf eine Haspel geführt; wenn es nicht klappte, hatte man sich verhaspelt.

spinnen

Heutige Bedeutung: etwas ersinnen, ausdenken, erzählen.
Ferner: geisteskrank, verrückt sein. Dummes Zeug, Unsinn reden.
Ursprünglich: mit dem Spinnrad oder der Spinnmaschine Fasern zum Faden drehen.

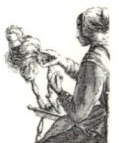

Redewendungen

Niemand kann haspeln und spinnen zugleich.
Man kann nicht zwei Dinge gleichzeitig tun.

Wer nicht spinnt, behält seinen Flachs.
Wer seine Arbeit nicht beendet, bleibt auf Nutzlosem sitzen.

Man muss den Flachs nicht loben, man hab ihn denn am Kloben.
Über Geld spricht man nicht, man hat es.

Mit anderer Leute Flachs ist gut spinnen.
Auf Kosten anderer kann man leicht großzügig sein.

Wer zu feinen Faden spinnt, dem bricht er leicht.
Wer zu hohe Ansprüche hat, kann leicht scheitern.

Einen guten Faden spinnen.
Gute Arbeit leisten.

Auch kurzer Flachs gibt langen Faden.
Man schaue nicht auf äußere Erscheinung, sondern auf
wahre Werte.

Es lässt sich nicht von allem Flachs feine Seide spinnen.
Man nehme die Dinge, wie sie sind, und erwarte nicht zu viel.

Volkslied

(bis weit in den germanischen Norden verbreitet)

»Heut soll das große Flachsernten sein,
Den wollen wir hecheln, spinnen gar fein,
Dann nähen wir uns Hemd und Rock,
Schwingen uns froh zum Tanze.
Webstuhl schnell geht,
Spule sich dreht,
Schwinget euch froh zum Tanze.«

Rätsel

»Grün war ich in meinen jungen Tagen,
Dann ward ich von Fürsten und Grafen getragen;
Bin ich endlich gar nichts mehr wert,
So werd ich vielleicht noch sehr gelehrt.«

*Die richtige Antwort: Das Rätsel schildert den Schicksalsweg
des Flachses vom Pflanzenstängel über die gute Leinwand,
den Lumpenfetzen und den daraus schließlich hergestellten
Papierbogen.*

∼

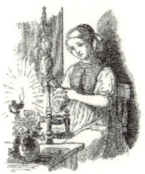

Märchen

Viele Märchen thematisieren die Leinenproduktion, etwa die berühmten Märchen der Brüder Grimm: Rumpelstilzchen, Dornröschen, Frau Holle.
Als Beispiel soll genügen:

Brüder Grimm: Die drei Spinnerinnen

Es war ein Mädchen faul und wollte nicht spinnen, und die Mutter mochte sagen, was sie wollte, sie konnte es nicht dazu bringen.
Endlich überkam die Mutter einmal Zorn und Ungeduld, daß sie
ihm Schläge gab, worüber es laut zu weinen anfing. Nun fuhr gerade die Königin vorbei, und als sie das Weinen hörte, ließ sie anhalten, trat in das Haus und fragte die Mutter, warum sie ihre Tochter
schlüge, daß man draußen auf der Straße das Schreien hörte. Da
schämte sich die Frau, daß sie die Faulheit ihrer Tochter offenbaren sollte, und sprach: »Ich kann sie nicht vom Spinnen abbringen,
sie will immer und ewig spinnen, und ich bin arm und kann den
Flachs nicht herbeischaffen.« Da antwortete die Königin: »Ich höre
nichts lieber als spinnen und bin nicht vergnügter, als wenn die
Räder schnurren. Gebt mir Eure Tochter mit ins Schloß, ich habe Flachs genug, da soll sie spinnen, soviel sie Lust hat.« Die Mutter war's von Herzen gerne zufrieden, und die Königin nahm das
Mädchen mit.
Als sie ins Schloß gekommen waren, führte sie es hinauf zu drei
Kammern, die lagen von unten bis oben voll vom schönsten Flachs.
»Nun spinn mir diesen Flachs«, sprach sie, »und wenn du es fertigbringst, so sollst du meinen ältesten Sohn zum Gemahl haben; bist
du gleich arm, so acht ich nicht darauf, dein unverdroßner Fleiß
ist Ausstattung genug.« Das Mädchen erschrak innerlich, denn es
konnte den Flachs nicht spinnen, und wär's dreihundert Jahre alt
geworden und hätte jeden Tag vom Morgen bis Abend dabeigeses

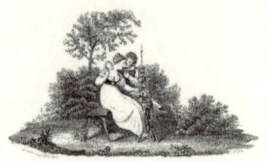

sen. Als es nun allein war, fing es an zu weinen und saß so drei Tage, ohne die Hand zu rühren. Am dritten Tage kam die Königin, und als sie sah, daß noch nichts gesponnen war, verwunderte sie sich, aber das Mädchen entschuldigte sich damit, daß es vor großer Betrübnis über die Entfernung aus seiner Mutter Haus noch nicht hätte anfangen können. Das ließ sich die Königin gefallen, sagte aber beim Weggehen: »Morgen mußt du mir anfangen zu arbeiten.«

Als das Mädchen wieder allein war, wußte es sich nicht mehr zu raten und zu helfen und trat in seiner Betrübnis vor das Fenster. Da sah es drei Weiber herkommen, davon hatte die erste einen breiten Plattfuß, die zweite hatte eine so große Unterlippe, daß sie über das Kinn herunterhing, und die dritte hatte einen breiten Daumen. Die blieben vor dem Fenster stehen, schauten hinauf und fragten das Mädchen, was ihm fehlte. Es klagte ihnen seine Not, da trugen sie ihm ihre Hilfe an und sprachen: »Willst du uns zur Hochzeit einladen, dich unser nicht schämen und uns deine Basen heißen, auch an deinen Tisch setzen, so wollen wir dir den Flachs wegspinnen, und das in kurzer Zeit.«

»Von Herzen gern«, antwortete es, »kommt nur herein und fangt gleich die Arbeit an.«

Da ließ es die drei seltsamen Weiber herein und machte in der ersten Kammer eine Lücke, wo sie sich hinsetzten und ihr Spinnen anhuben. Die eine zog den Faden und trat das Rad, die andere netzte den Faden, die dritte drehte ihn und schlug mit dem Finger auf den Tisch, und sooft sie schlug, fiel eine Zahl Garn zur Erde, und das war aufs Feinste gesponnen. Vor der Königin verbarg sie die drei Spinnerinnen und zeigte ihr, sooft sie kam, die Menge des gesponnenen Garns, daß diese des Lobes kein Ende fand. Als die erste Kammer leer war, ging's an die zweite, endlich an die dritte, und die war auch bald aufgeräumt. Nun nahmen die drei Weiber Abschied und sagten zum Mädchen: »Vergiß nicht, was du uns versprochen hast, es wird dein Glück sein.«

Als das Mädchen der Königin die leeren Kammern und den großen Haufen Garn zeigte, richtete sie die Hochzeit aus, und der
Bräutigam freute sich, daß er eine so geschickte und fleißige Frau
bekäme, und lobte sie gewaltig.

»Ich habe drei Basen«, sprach das Mädchen, »und da sie mir viel
Gutes getan haben, so wollte ich sie nicht gern in meinem Glück
vergessen. Erlaubt doch, daß ich sie zu der Hochzeit einlade und
daß sie mit an dem Tisch sitzen.« Die Königin und der Bräutigam
sprachen: »Warum sollen wir das nicht erlauben?«

Als nun das Fest anhub, traten die drei Jungfern in wunderlicher
Tracht herein, und die Braut sprach: »Seid willkommen, liebe Basen.«

»Ach«, sagte der Bräutigam, »wie kommst du zu der garstigen
Freundschaft?« Darauf ging er zu der einen mit dem breiten Plattfuß und fragte: »Wovon habt Ihr einen solchen breiten Fuß?«

»Vom Treten«, antwortete sie, »vom Treten.« Da ging der Bräutigam zur zweiten und sprach: »Wovon habt Ihr nur die herunter-
hängende Lippe?«

»Vom Lecken«, antwortete sie, »vom Lecken.«

Da fragte er die dritte: »Wovon habt Ihr den breiten Daumen?«

»Vom Fadendrehen«, antwortete sie, »vom Fadendrehen.« Da erschrak der Königssohn und sprach: »So soll mir nun und nimmer-
mehr meine schöne Braut ein Spinnrad anrühren.« Damit war sie
das böse Flachsspinnen los.

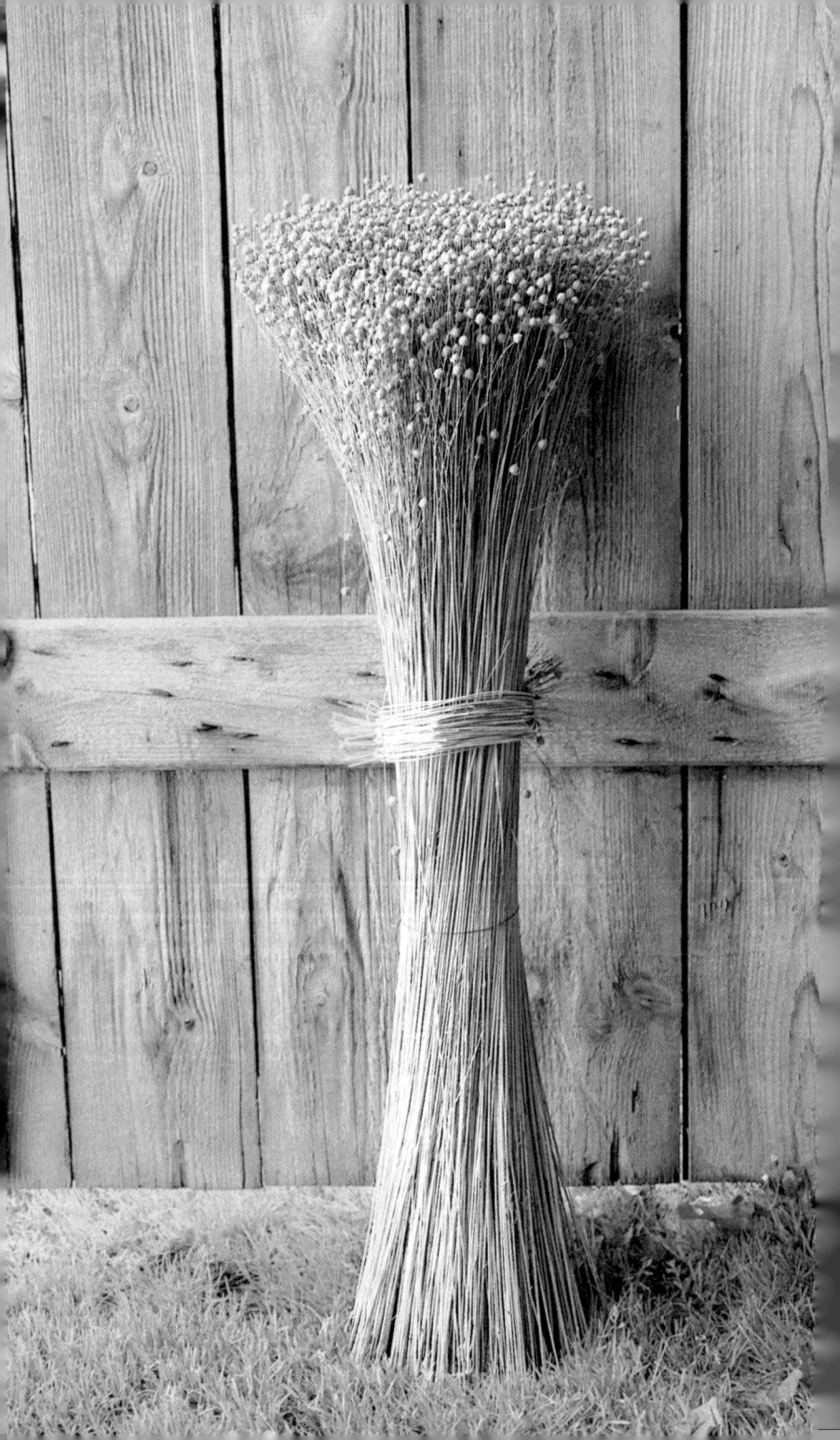

Vom Raufen und Spinnen

Neunmal in Menschenhand. Die Arbeitsabläufe bei der
Fasergewinnung.

1. Raufen

Die traditionelle Fasergewinnung beginnt mit der Ernte des Faserleins, der auch als Flachs bezeichnet wird. Dabei werden zunächst
die bis zu 1,50 Meter langen Pflanzenstängel samt Wurzelstock aus
der Erde gezogen. Dieses kräftezehrende »Raufen« war früher rei-
ne Handarbeit. Schon seit einiger Zeit gibt es dafür auch Maschinen.

2. Riffeln

Nach dem Trocknen der gerauften und anschließend auf dem Feld
ausgelegten Pflanzen, das je nach Witterung etwa zwei bis fünf Wochen dauert, werden die Flachsstängel zu Bündeln zusammenge-
schnürt und in die Flachsscheune gebracht. Dort folgt als nächster
Schritt die Abtrennung der Samenkapseln durch das »Riffeln«. Das
geschieht mit einem so genannten »Riffelbaum«: ein Holzbalken,
der etwa auf Bauchnabelhöhe quer durch die Scheune verläuft. An
dessen Oberseite sind mehrere Kämme angebracht, mit spitzen, etwa 30 bis 40 Zentimeter langen Zähnen. Die Flachsbündel werden
beim Riffeln durch den Kamm gezogen, wobei die wertvollen Samenkapseln in ein darunter ausgebreitetes Leintuch fallen.

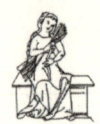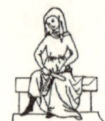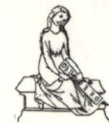

3. Rösten

Der geriffelte Flachs muss nun noch »geröstet« werden, um die Flachsfasern, die sich in den so genannten Bastfaserbündeln unterhalb der Stängelrinde befinden, vom Rindengewebe zu trennen. Das Rösten hat nichts mit Erhitzen zu tun, es ist eher eine bei feuchter Lagerung ausgelöste Fäulnis. Bakterien und Pilze zersetzen dabei den so genannten Pflanzenleim, der die Fasern unterhalb der Rinde umgibt. Bei der so genannten Tauröste liegen die geriffelten Flachsstängel drei bis fünf Wochen lang ausgelegt auf Wiesen; der morgendliche Tau sorgt für die notwendige Feuchtigkeit. Eine andere Methode ist die Wasserröste, bei der die Stängel zur Fäulnisbildung in Wasserbottiche gelegt werden.

4. Dörren

Nach der Röste wird der Flachs in Öfen wieder getrocknet, um die Stängel für die weitere Bearbeitung hart und brüchig zu machen. Dazu bediente man sich früher regional sehr unterschiedlicher Verfahren. Oft wurden Backhäuser dazu zweckentfremdet. Verbreitet waren auch eigens zur Flachsverarbeitung gebaute »Brechhütten«, die wegen der Brandgefahr etwas abseits von Wohngebäuden standen. In ihnen wurde der Flachs in speziellen Öfen getrocknet.

5. Bleuen

Die durch das Dörren hart und brüchig gewordenen Flachsbündel werden beim Bleuen auf dem Boden ausgelegt und mit einem großen, hammerartigen Holzwerkzeug bearbeitet. Mancherorts geschah das auch mit einem Hammer auf einem Holzbock. Das »Bleuen«, ein Synonym für Schlagen, findet sich auch in dem Ausdruck »einbleuen« wieder, was eine mit großem Nachdruck betriebene Überzeugungsarbeit meint.

6. Brechen

Beim darauffolgenden Flachsbrechen geht es darum, die Faseranteile des Stängels von den holzigen Teilen zu trennen. Das Brechen der röschen, gebleuten Stängel geschieht danach mit einer hölzernen »Breche«. Wobei mit einer großen Nussknacker-ähnlichen Konstruktion der Flachsstängel von oben bis unten auf eine gewellte Holzschiene gedrückt wird. Dadurch lösen die hölzernen Teile des Stängels sich von den Fasern.

7. Schwingen

Noch verbliebene Holzreste entfernt das so genannte »Schwingen«, wobei die Faserbündel mit Schwung über eine scharfe Holzbrettkante gezogen werden. Oder, wie es vielerorts üblich war, indem das Flachsbündel in einem »Schwingstock« eingespannt, mit einem so genannten Schwingmesser bearbeitet wurde.

8. Hecheln

Um die langen, zum Spinnen gedachten Flachsfasern von kürzeren, weniger wertvollen Fasern zu trennen, werden sie zum Abschluss noch »durchgehechelt«. Das heißt, durch feine Bürsten mit spitzen, eisernen Zähnen gezogen.

9. Spinnen

Als letzter Schritt erfolgt das Spinnen, früher in den bäuerlichen Spinnstuben, später mittels Maschinen. Dazu dienten entweder einfache Hand-Spinnspindeln aus meist metallbeschwertem Holz, oder später die Spinnräder, die über Jahrhunderte in keinem bäuerlichen Haushalt fehlen durften.

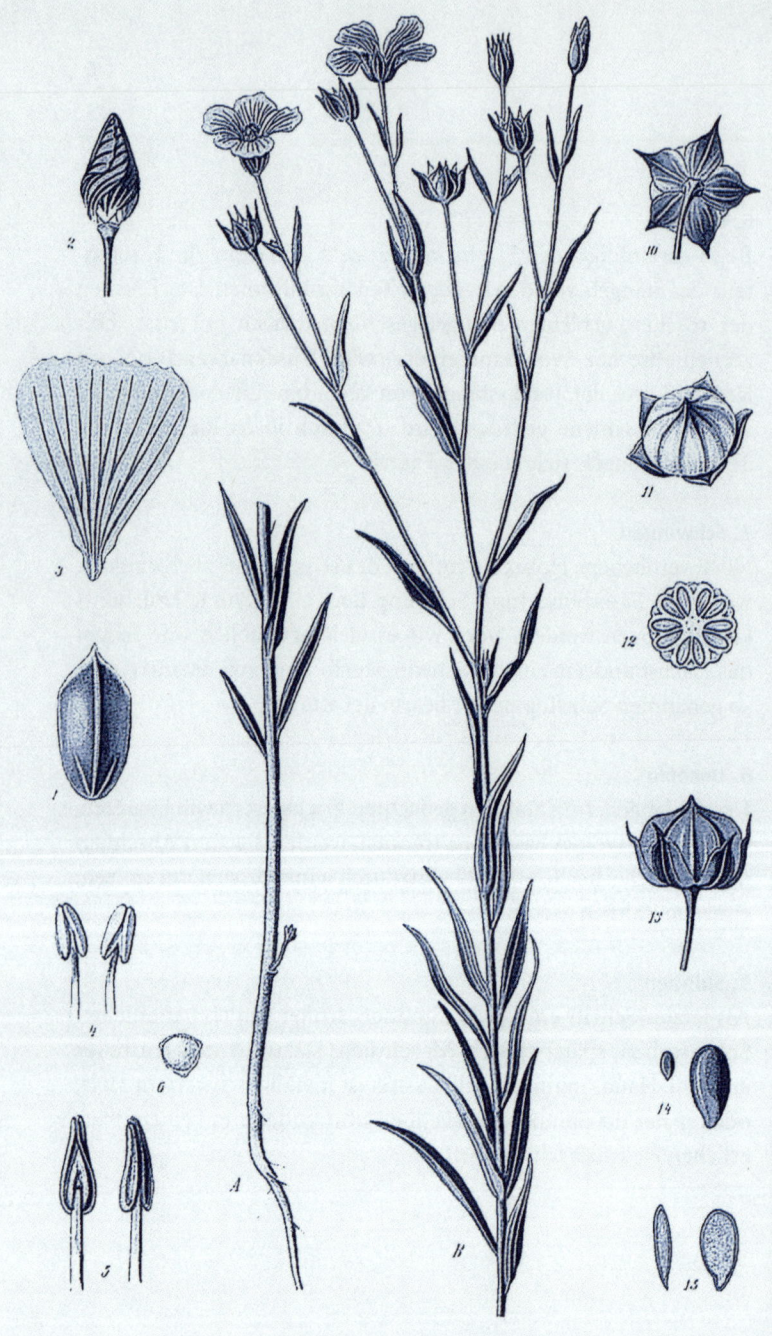

Eine nette Familie

Linum usitatissimum und seine Brüder: Die Botanik des Leins

Die Familie der Leinpflanzen, der so genannten Linaceen, umfasst 22 Gattungen und etwa 200 verschiedene Arten, von denen die meisten auf den Wildlein (*Linum angustifolium*) und den so genannten Springlein (*Linum crepitans*) zurückgehen. Kreuzungen unterschiedlicher Art entstanden im Laufe der Jahrtausende daraus, teils unter aktiver Mithilfe der Züchter, teils dank Mutter Natur. Die wichtigsten drei, die bis ins 20. Jahrhundert hinein eine weltweite Verbreitung erfuhren, sind der großsamige Öllein (*Linum macrospermum*), der kleinsamige Faser- und Öllein (*Linum microspermum*) und eine Mischform des Öl- und Faserleins (*Linum mesospermum*).

Die Kultivierung der Leinpflanze durch Züchtung richtete sich nach dem angestrebten Nutzen. Die zur Fasergewinnung angebauten Arten erreichen eine Höhe von bis zu 1,5 Metern, was eine große Länge der im Pflanzenstängel verborgenen Flachsfasern garantiert. Bei den Ölleinarten liegt das Ziel der Züchtung im maximalen Ölgehalt, die Pflanzen selbst sind mit etwa 50 Zentimeter Höhe eher kleinwüchsig. Weil das natürliche Aufspringen der Samenkapseln zur Gewinnung der Leinsamen hinderlich ist, wurde auch dieser natürliche Ausbreitungsmechanismus der Pflanze bei der Kultivierung eliminiert. Jede dieser Zuchtarten ermöglicht jedoch gleichzeitig die Faser- und Ölgewinnung, um den maximalen Nutzen aus allen Pflanzenanteilen erzielen zu können.

Neben den Kulturarten des Leins wachsen in Deutschland und Mitteleuropa heute noch etwa acht Wildleinarten. Weltweit sind es mehr als hundert dieser wilden Verwandten des Kulturleins.

Der so genannte Ausdauernde Lein (*Linum perenne*) sieht mit seinen himmelblauen Blüten der Kulturpflanze sehr ähnlich. In

Deutschland ist er äußerst selten und kommt fast nur noch in Süd-
hessen in der Nähe von Darmstadt vor.

Diesem ausdauernden Lein gleicht der Österreichische Lein (*Linum austriaticum*). Der ursprünglich ausschließlich in Südosteu-
ropa und Vorderasien beheimatete, ebenfalls himmelblau blühende
Lein ist vermutlich beim Saatguthandel mit anderen Arten vermischt bis nach Österreich und sogar Thüringen und Bayern ge-
langt. Nur noch in Bayern ist eine weitere Wildart, der Klebrige Lein
(*Linum viscosum*) heimisch.

Mit einem besonders kräftigen Blau unterscheiden sich die Blüten
des Lothringischen Leins (*Linum leonii*) von anderen Wildarten. Er
ist in Ostfrankreich, Süd- und Mitteldeutschland zu Hause.

Die häufigste Wildleinart in Deutschland ist der wilde Wiesenlein
(*Linum carthaticum*), auch Purgierlein genannt. Weißblühend ist
er von Irland über ganz Europa bis in den Nahen Osten zu finden.

Nur in wenigen Gegenden der Alpen wächst noch der Berg- oder
Alpenlein (*Linum alpinum*). Für manche Botaniker ist er nur eine
Unterart des Ausdauernden Leins und führt daher zusätzlich den
lateinischen Namen *Linum perenne montanum*.

Vor allem im Südwesten Deutschlands wächst der selten gewordene
Schmalblättrige Lein (*Linum tenuifolium*). Noch rarer und vom
Aussterben bedroht ist der auffällige Gelbe Lein (*Linum flavium*).
Sein Bestand wird in Deutschland auf wenige hundert Pflanzen ge-
schätzt.

Trotz vieler äußerlicher Gemeinsamkeiten mit dem Lein gehört
der so genannte Leindotter nicht zur Familie der Leingewächse.
Die auch Flachsdotter, Finkensamen, Butterreps oder Deutscher
Sesam genannte Pflanze trägt den lateinischen Namen *Camelina
sativa* und gehört zur botanischen Familie der Brassicaceae, zu
deutsch »Kreuzblütler«. Die Pflanze erreicht eine Höhe von etwa
60 Zentimetern, ihre Stängel sind im Gegensatz zu denen des Leins
nicht zur Fasergewinnung geeignet. Die kleinen blassgelben bis

grüngelben Blüten haben der Pflanze den Namenszusatz »-dotter«
eingetragen, sind aber eher unscheinbar. Leindottersamen enthalten wie der Lein auch Alpha-Linolensäure, jedoch in geringeren
Mengen. Die Verwendung der länglichen, gelbbraunen Samenkör-
ner für Nahrungszwecke reicht genau wie beim Leinsamen weit zurück. Die ältesten Nachweise in Mitteleuropa stammen aus der spä-
ten Jungsteinzeit (etwa 2000 v. Chr.). Heute wird vermutet, dass der
Leindotter als so genannte sekundäre Kulturpflanze aus dem Leinanbau hervorging, da er stets auch in Leinfeldern anzutreffen ist.

❧

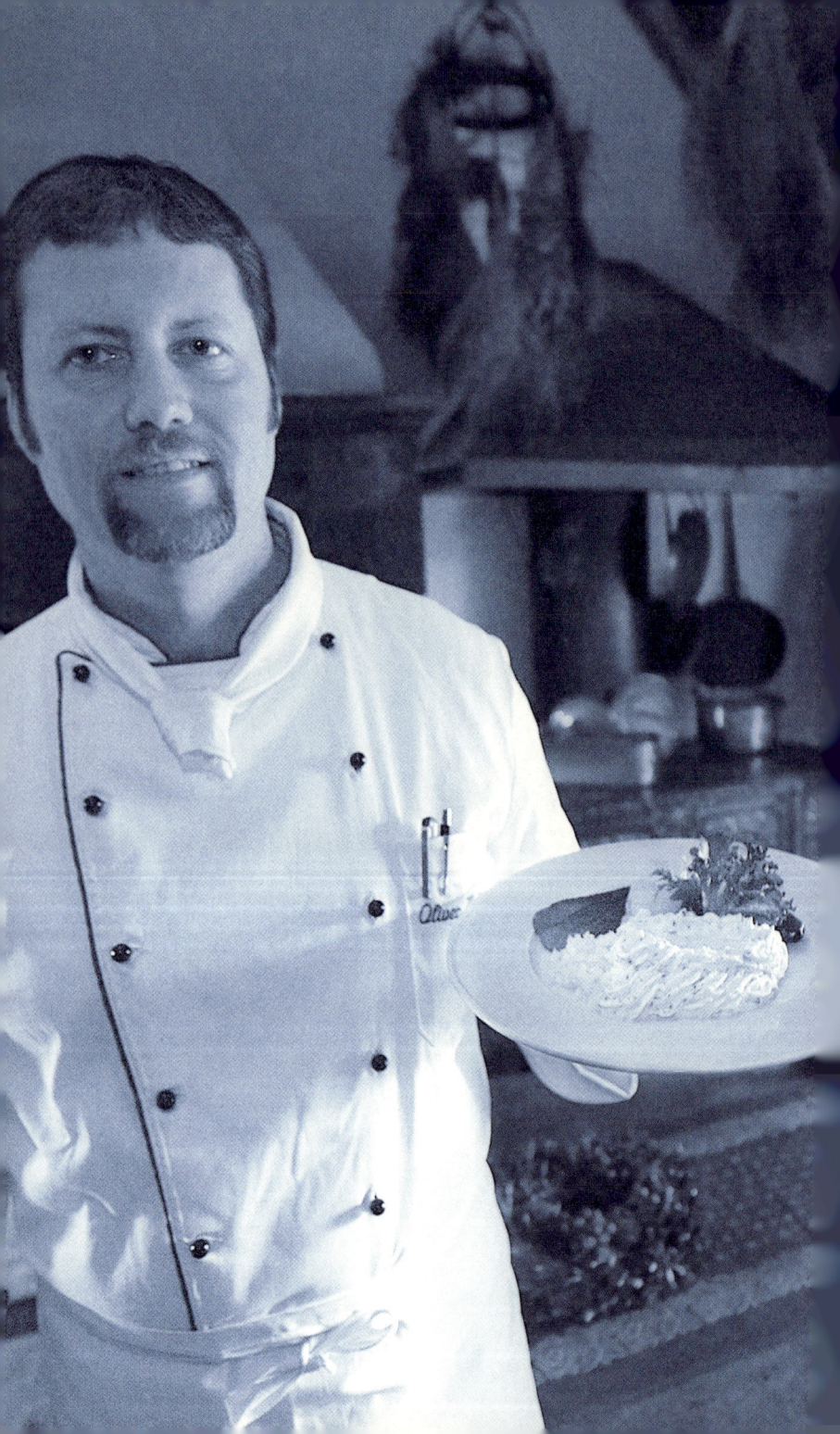

Man nehme …

Rezepte für Leinöl und Leinsamen

Wenn nichts anderes angegeben ist, gelten die Mengen für 4 Personen.

Bunter Gemüseteller (für 2 Personen)

4–6	Kartoffeln	2	Tomaten, gewürfelt
1	kleine Zwiebel, gewürfelt	4 Tassen	frischer Spinat
1	Knoblauchzehe, gepresst	2 EL	Tomatenmark
3 EL	Öl zum Anbraten	etwas	Salz, Pfeffer
1–2 TL	frische Kräuter, gehackt	2 EL	Leinöl
2–3	Möhren		

Kartoffeln waschen und kochen. Möhren waschen und in dünne Scheiben schneiden. Zwiebel und Knoblauch in einer Pfanne mit etwas Öl anbraten. Möhren dazugeben und etwa 5 Minuten mitbraten. (Eventuell nach einiger Zeit etwas Wasser hinzufügen).
Tomaten und Spinat zufügen, alles köcheln lassen, bis die Möhren gar sind. Tomatenmark einrühren, mit Wasser strecken, so dass die Soße nicht zu dickflüssig wird. Mit Salz und Pfeffer abschmecken. Die Kartoffeln (mit oder ohne Schale) mit dem Gemüse servieren und die Kräuter drüberstreuen, dazu Leinöl und Salz reichen. Dieses Gericht schmeckt auch mit Tiefkühlspinat gut.

Bunter Salat mit Leinöl-Dressing

2–4	Frühlingszwiebeln	4 EL	Leinöl
8	mittlere Champignons	1/2	Zitrone
1 Kopf	Blattsalat	etwas	frische Kräuter
	Obst der Saison	etwas	Salz, Pfeffer

Frühlingszwiebeln waschen, in dünne Ringe schneiden. Champignons putzen und in Scheiben schneiden. Zwiebeln mit etwas Öl in einer Pfanne anbraten, bis sie anfangen glasig zu werden. Champignons dazu geben und mit anbraten. Pilz-Zwiebel-Masse zur Seite stellen.

Leinöl und Zitronensaft unter kräftigem Rühren zu einem Dressing verarbeiten, mit frischen Kräutern, Salz und Pfeffer abschmecken. Eventuell mit mehr Zitrone nachwürzen. Pilz-Zwiebel-Masse ins Dressing geben.

Salat (am besten Eisberg oder Eichblatt) waschen, abtropfen lassen und in feine Streifen schneiden. Als Obst eignen sich besonders gut Melonen, Erdbeeren, Pfirsich oder Nektarinem oder auch ein Apfel. Obst in dünne, längliche Stückchen schneiden. Erdbeeren längst vierteln. Alle Zutaten vermischen und servieren.

Buttermilch-Hefeplinsen (für 12 Stück)

Der ostmitteldeutsche Ausdruck »Plinsen« oder sächsisch »Blinsen« kommt vom slawischen »Blini« und bezeichnet eine Art Pfannkuchen.

½ l	Buttermilch	1 Prise	Salz
30 gr	Hefe	250 gr	Mehl
3	Eier	100 ml	Leinöl
40 gr	Zucker		
Außerdem: Zimtzucker oder Apfelmus zum Servieren			

Die Buttermilch in einem Topf lauwarm erhitzen, vom Herd nehmen und die Hefe darin unter Rühren vollständig auflösen. Diesen Hefeansatz in eine Rührschüssel geben. Die Eier trennen, die Eiweiße zu sehr steifem Schnee aufschlagen. Die Eigelbe, den Zucker und das Salz zum Hefeansatz in die Schüssel geben und gut unterrühren. Das Mehl darübersieben und ebenfalls unterrühren. Zum Schluss den Eischnee auf den Teig geben und mit einem großen Schneebesen vorsichtig unterheben. Den Teig anschließend zugedeckt an einem warmen Ort 1 Stunde gehen lassen.

In einer Pfanne etwas Leinöl erhitzen und nach und nach in dem restlichen Öl 12 Hefeplinsen von jeder Seite goldgelb ausbacken. Die fertigen Plinsen im 50 °C heißen Backofen warm stellen. Die Buttermilch-Hefeplinsen heiß mit Zimtzucker bestreuen oder mit Apfelmus servieren.

Forelle mit Sommerkräutern und Leinöl (für 2 Personen)

6	neue Kartoffeln	1 TL	Mehl
1/2 Bund	Basilikum	1	Ei
5 Zweige	Thymian	3 EL	Butterschmalz
10	Salbeiblätter	1 TL	Speisestärke
2 Stiele	Blattpetersilie	125 ml	Weißwein
1	Brötchen vom Vortag	1	Schalotte
4	Bachforellenfilets mit Haut	4 EL	Leinöl

Die Kartoffeln gut waschen und bürsten und mit der Schale weich kochen. Die Kräuter abspülen, trocken schütteln und grob zerzupfen. Brötchen grob würfeln und zusammen mit den Kräutern fein zerkleinern.

Den Backofen auf 60°C Ober-Unterhitze (Gas Stufe 1) vorheizen. Die Fischfilets mit Salz und Pfeffer würzen. Die Fleischseite mit Mehl bestäuben, durchs verquirlte Ei ziehen und mit der Kräuter-bröselmischung panieren. In einer Pfanne mit Butterschmalz die Filets sowohl auf der Hautseite als auch auf der panierten Seite jeweils 3 Minuten braten. Aus der Pfanne nehmen und im Ofen warm stellen.

Stärke mit 1 EL Weißwein auflösen. Schalotte schälen, fein schneiden und in der Fischpfanne anschwitzen. Restlichen Wein zugeben und ein paar Minuten kochen lassen, dann die ange-rührte Stärke unterrühren, 1 Minute gut durchkochen und das Leinöl mit einem Schneebesen unterrühren. Die Soße mit Salz und Pfeffer abschmecken.

Fischfilets mit der Kräuterpanade nach oben anrichten und mit der Soße umgießen. Die neuen Kartoffeln dazu reichen. Dazu passt noch sehr gut Blattsalat mit Vinaigrette.

Rezept von Vincent Klink, Restaurant »Wielandshöhe«

Gegrillte Kalbsleber in Taubnesselsoße mit Beinwellgemüse

4–6 Stck.	Kalbsleber	3 l	Fleischbrühe
1 kg	Beinwell (Wildkräuter)	3–4 EL	Leinöl
100 g	Taubnesseln (Wildkräuter)	400 g	Sauerrahm
20 g	Sauerampfer (Wildkräuter)		

Aus den gewaschenen Beinwellblättern die dicken Mittelrippen entfernen, die Blätter 4–5 Minuten in der Fleischbrühe blanchieren und in grobe Streifen schneiden. Taubnessel und Sauerampfer waschen, fein hacken und in Sauerrahm kurz aufkochen. Leber mit Leinöl einpinseln, auf dem Grill gar braten und dann mit der Soße und dem Beinwellgemüse servieren.

Aus: Steinzeitmahlzeit – Achim Werner

Grillforelle mit Wildkräutersoße

4	Forellen	4 EL	Leinöl
500 g	Quark	25 g	Sauerampfer (Wildkräuter)
150 g	saure Sahne		

Die Forellen ausnehmen, säubern, salzen und auf dem Holzkohlegrill gar braten; hierzu die Forellen evtl. vorher in Alufolie einwickeln. Die Wildkräuter waschen, fein hacken und mit den übrigen Zutaten mischen. Je nach Wunsch kann die Wildkräutersoße kalt oder warm zu den Forellen serviert werden.

Aus: Steinzeitmahlzeit – Achim Werner

Kohlrabispaghetti

1 Knolle	Kohlrabi		Limonenpfeffer
	Salz	1 EL	Leinöl
	Zucker	1 EL	weißer Balsamessig
	frische Kräuter		

1 Knolle frischen, jungen Kohlrabi schälen und in einen japanischen Gemüsehobel einspannen und damit »Spaghetti« drehen oder mit einem Sparschäler in schmale Streifen schneiden.
Diese dann mit Salz, Zucker, etwas Limonenpfeffer, 1 EL Leinöl und etwas weißen Balsamessig abschmecken und auf einem Teller mit den frischen Kräutern dekorieren.

Rezept von Oliver Heilmeyer, Chefkoch Hotel »Zur Bleiche«

Leinöl-Brotaufstrich

2 TL	Leinöl		Petersilie
	Kräutersalz		evtl. zerdrückte Tomate
	Knoblauch		Haferflocken, zart
	kleingehackte Zwiebeln		

Das Ganze verrühren und mit soviel Haferflocken vermengen, bis ein streichfähiger Brotaufstrich entsteht.

Leinöleisparfait

30 g	Eigelb	1 kl. Prise	Salz
35 g	Eiklar	70 g	Zucker
25 g	Leinöl	125 g	geschlagene Sahne
1	Vanilleschote		

Im Wasserbad Zucker, Eigelb, Salz und das Mark der Vanilleschote
heiß aufschlagen. Danach langsam kalt schlagen, bis eine sehr
cremige Masse entsteht. Leinöl einrühren, geschlagene Sahne und
geschlagenes Eiklar nacheinander unterheben und in Formen
tiefgefrieren. Wer keine Vanilleschote verwenden möchte, kann
den Zucker durch Bourbon-Vanille-Zucker ersetzen.

Rezept von Oliver Heilmeyer, Chefkoch Hotel »Zur Bleiche«

Leinölerdäpfel (Leinölkartoffeln)

8 Stück	große halbmehlige Erdäpfel (Kartoffeln, am besten die Sorte Linzer Rose)	1 El.	Leinsamenschrot
		ca. ½ l	Milch
			Salz, Muskat
60 ml	Leinöl	ein wenig	Leinöl zum Anrichten

Kartoffeln kochen, schälen und blättrig schneiden. In einen Topf
geben und knapp mit Milch auffüllen. 60 ml Leinöl zugeben.
Mit Salz und Muskat würzen und zum Kochen bringen. Auf
kleiner Flamme köcheln lassen, bis die Milch mit den Kartoffeln
sämig eingekocht ist. Mit Leinöl und Leinsamenschrot anrichten.

Leinöl-Milchshake

250 gr	Beeren	½	Zitrone
500 ml	Milch	1 TL	Leinöl

Milch in einen Mixer geben. Die Beeren dazugeben und alles gut durchmixen. Zitrone ausdrücken, Saft und Leinöl dazugeben.

Leinsamenkeks

500 gr	Haferflocken	1 TL	Salz
40 gr	Leinsamen	2 TL	Zucker
500 gr	Mehl	1 TL	Backpulver
25 gr	Speiseöl		

Haferflocken und Leinsamen über Nacht in kaltem Wasser einweichen. Überschüssiges Wasser in einem Sieb gut abtropfen lassen. Mit den übrigen Zutaten zu einem Teig verarbeiten. Dünn ausrollen, zurechtschneiden oder ausstechen oder zu kleinen Stangen formen. Auf gefettetem oder mit Backpapier ausgelegtem Blech bei mäßiger Hitze (150 – 180°C) etwa 10–15 Minuten backen.

Linsensalat mit Räucherforelle

250 g	geräucherte Forellenfilets	25 g	Gundermann (Wildkräuter)
400 g	rote Linsen	1 l	Wasser
50 g	Brunnenkresse (Wildkr.)	0,1 l	Leinöl
50 g	Sauerampfer (Wildkräuter)		Salz

Die Linsen in leicht gesalzenem Wasser etwa 8–10 Minuten kochen, dabei darauf achten, dass sie nicht zu weich werden! Dann das Wasser abgießen und die Linsen abkühlen lassen. Forellenfilets in feine, ca. 3 cm lange Streifen schneiden und zusammen mit den zuvor gewaschenen und fein gehackten Kräutern und dem Leinöl unter die Linsen ziehen. Bei Bedarf mit Salz nachwürzen.

Aus: Steinzeitmahlzeit – Achim Werner

Linsenvinaigrette

100 g	Belugalinsen	100 ml	Leinöl
2	Schalotten	50 ml	Tomatenessig
200 g	Kalbs- oder Geflügelfond		Salz, Pfeffer, Muskat

Die Linsen in einem Teil des Fonds weich kochen. Die Schalotten feinwürfelig schneiden. Alle Zutaten in einem Mörser fein zerreiben und mit dem Fond, Öl und Essig zu einer sämigen Soße verrühren.

Rezept von Oliver Heilmeyer, Chefkoch Hotel »Zur Bleiche«

Löwenzahn-Giersch-Salat mit Dinkel, Ziegenkäse und Birnen

125 g	Dinkel	8 EL	Leinöl
100 g	Löwenzahn (Wildkräuter)	3 EL	Apfelessig
80 g	Giersch (Wildkräuter)	1 l	Fleischbrühe
240 g	Ziegenkäse	etwas	Salz
1–2	Birnen		

Dinkelkörner in der Fleischbrühe 30 Minuten kochen, Flüssigkeit abschütten und das Getreide abkühlen lassen. Aus Leinöl, Essig und Salz eine Salatsoße anrühren und mit dem Dinkel, klein geschnittenen Giersch- und Löwenzahnblättern sowie gewürfeltem Ziegenkäse und ebenfalls gewürfelten Birnenstückchen vermengen.

Aus: Steinzeitmahlzeit – Achim Werner

Mühlviertler Reibernudeln mit Leinöl

1 kg	gekochte und geschälte Erdäpfel (Kartoffeln)	2	Eier
		etwas	Salz
125 g	Topfen	2 EL	Mehl
150 g	Grieß	etwas	Schmalz
125 g	Sauerrahm	etwas	Leinöl

Die heißen Kartoffeln durch eine Presse drücken und mit den übrigen Zutaten, bis auf Sauerrahm und Leinöl, zu einem Teig vermischen. Aus dem Teig 8 cm lange und ca. 3 cm dicke Nudeln formen, auf ein gefettetes Blech legen und 20 Minuten backen. Den Sauerrahm mit etwas Wasser verrühren und über die gebackenen Nudeln gießen. Noch einmal 10 Minuten backen. Die heißen Nudeln auf Tellern anrichten und mit Leinöl übergießen.

Müsli nach Dr. Kousmine (für 1 Portion)

40 g	Magerquark	30 g	Obst der Saison
4 g	Leinöl	10 g	Getreide, geschrotet und eingeweicht, Flocken oder Keimlinge
50 g	Bananen		
10–40 g	Orangensaft, nach Bedarf		
80 g	Äpfel	5 g	Ölsaaten

Den Quark, das Öl und die Bananen mit einem Teil des Saftes
pürieren. Die Äpfel vierteln, vom Kernhaus befreien und reiben.
Zusammen mit dem Obst, dem Getreide und den Ölsaaten in
die Quarkmasse geben. Der Geschmack kann mit verschiedenen
Obst- oder Getreidesorten bzw. Gewürzen variiert werden. Dinkel
und andere Getreidesorten werden entweder fein gemahlen oder
geschrotet und über Nacht in Wasser eingeweicht oder gekeimt.

Aus: Jeder Tag ein Genuss – Rezeptsammlung Edition I der Buchinger Klinik

Paprikaquark (Grundrezept für die Quarkspeise nach Johanna Budwig)

125 g	Quark	½	Paprika
2–3 EL	Leinöl		oder
1–2 EL	Milch	4	Paprika

Man mischt 125 Gramm Quark mit 2 bis 3 Esslöffeln Leinöl und
1 bis 2 Esslöffeln Milch innig, am besten mit einem Mixgerät,
bis kein Öl mehr sichtbar ist. Diese Grundlage lässt sich nun zu
mancherlei süßen oder herzhaften Quarkzubereitungen
benutzen. Etwa vermischt mit fein geschnittenen, rohen Paprika-
schoten. Wenn der Quarkcharakter erhalten bleiben soll, wird
auf 125 Gramm Quark 1/2 Paprika verwendet. Mit ca. 4 Schoten
pro 125 Gramm wird der Quark zu einer Art Dressing für den
Paprikasalat.

Aus: Krebs – ein Fettproblem – Dr. Johanna Budwig

Pellkartoffeln mit Brathering

700 g	Pellkartoffeln	4 EL	Leinöl
400 g	Brathering (im Glas oder aus der Dose)	1	Gewürzgurke
		1 kleine	Zwiebel
5 EL	Milch	2 EL	frische Kräuter, gehackt
	Salz, Pfeffer		

Pellkartoffeln kochen. Inzwischen Quark, Milch und Leinöl mit
6 EL Brühe vom Brathering oder Gewürzgurkenwasser glatt
verrühren. Zwiebel schälen, sehr fein hacken und zusammen mit
der fein gewürfelten Gewürzgurke unter den Quark rühren.
Mit Pfeffer und Salz abschmecken. Pellkartoffeln mit Quark und
Brathering auf Tellern anrichten und mit frischen Kräutern
garnieren.

Pellkartoffeln mit Quark und Leinöl

1,2 kg	Pellkartoffeln	etwas	weißer Pfeffer
500 gr	Quark	2 kleine	Zwiebeln
3 EL	Milch, evtl. saure Sahne oder Schmand	1 Bund	frischer Schnittlauch
		4 EL	frisches Leinöl
etwas	Salz		

Den Quark mit der Milch oder, je nach Geschmack, saurer Sahne
oder Schmand anrühren. Mit Salz und Pfeffer würzen. Dazu
frisch gehackten Schnittlauch und in kleine Würfel geschnittene
Zwiebeln reichen. Nach dem Anrichten über jede Portion Quark
einen Löffel Leinöl geben.

Quark-Leinöl als Brotaufstrich, pikant mit Knoblauch

5 EL	Leinöl	1 TL	ganzer Kümmel
2 EL	Kondensmilch	½ TL	gemahlener Kümmel
125 g	Quark	½ TL	Kräutersalz
1	kräftige Knoblauchzehe	1 Prise	Thymian
2	feine Knoblauchzehen		

Quark, Kondensmilch und Leinöl im Mixer mischen, anschließend
Kräutersalz, 1 Prise Thymian, den ganzen und den gemahlenen
Kümmel zu der Mischung in den Mixer geben. Diese Quark-
Leinöl-Mischung in ein Schüsselchen abfüllen und die gepressten
Knoblauchzehen einrühren. Die Mischung sollte ein wenig
durchziehen. Diese pikante Quark-Leinöl-Zubereitung kann zu
Brot oder zu Kartoffeln gereicht werden. Eine weitere Variation
enthält zusätzlich einen Teelöffel Majoran, frisch und fein gewiegt
oder getrocknet.

Aus: Öl-Eiweiß-Kost – Dr. Johanna Budwig

Quark-Leinöl-Mayonnaise

3 EL	Leinöl	2 EL	Apfelessig
3 EL	Milch	1 EL	Senf
3 EL	Quark	½ EL	Kräutersalz
1 EL	Zitronensaft		

Öl und Milch werden im Mixer mit dem Quark vermischt, dann gibt man Senf, Zitronensaft, Essig und Salz dazu. Diese Quark-Leinöl-Mayonnaise lässt sich in mannigfaltiger Weise wunderbar variieren. Sie ist auch geeignet zur Herstellung von Kartoffelsalat.

Einige Variationen durch zusätzliche Zutaten

1 EL	Majoran, gut püriert, oder
½ EL	Majoran und ½ TL Dill, oder
5–6	Gewürzgurken mit der Mayonnaise pürieren, auch das Gurkenwasser kann mit verwendet werden, oder
1 EL	Schnittlauch, fein geschnitten, oder
100–200 g	Petersilie mit der Mayonnaise pürieren, oder

Quark-Leinöl als Chutney

1 EL	Leinöl	1	großer säuerlicher Apfel
2 EL	Milch	2 EL	Apfelessig
125 g	Quark	2 EL	frischer Kirschsaft
	etwas Kräutersalz	oder 2 EL	roter Rübensaft

Leinöl, Milch, Quark und Salz im Mixer zu einer ziemlich festen Paste mischen. Den Apfel unter Pürieren mit der Quark-Leinöl-Paste mischen und dabei den Apfelessig und etwas Kirschsaft oder roten Rübensaft für die Farbe zugeben.

Aus: Öl-Eiweiß-Kost – Dr. Johanna Budwig

Schafskäse in Wildkräuteröl

600 g	Schafskäse	10 g	Schafgarbe (Wildkräuter)
10 g	Dost (Wildkräuter)	0,5 l	Leinöl
10 g	Wiesenkerbel (Wildkräuter)		

Schafskäse in kleine Würfel schneiden, mit den gewaschenen, fein
gehackten Kräutern und dem Öl mischen und 8–10 Tage in einem
geschlossenen Gefäß ziehen lassen. Bei entsprechender Lagerung
ist der eingelegte Schafskäse 3–4 Wochen haltbar.
Da Leinöl ein unraffiniertes, kaltgepresstes Öl ist, sollte der darin
eingelegte Schafskäse kühl und dunkel gelagert werden. Nach
dem Verzehr des Käses kann die Wildkräuter-Leinöl-Mischung
noch als Marinade für Grillfleisch verwendet werden.

Aus: Steinzeitmahlzeit – Achim Werner

Schnelles Brot

40 g	Hefe	50 g	Sesamsamen
450 ml	Wasser	50 g	Leinsamen
500 g	Mehl	1 TL	Salz
50 g	Sonnenblumenkerne	2 EL	Obstessig

Frische Hefe in 450 ml lauwarmen Wasser auflösen. Mehl mit
Sonnenblumenkernen, Sesamsamen, Leinsamen und Salz ver-
mischen. Obstessig und aufgelöste Hefe nach und nach zufügen.
Alles zu einem geschmeidigen Teig verkneten. Den Teig aus der
Schüssel in eine gefettete Kastenform (26 cm) umfüllen. Mit dem
Messer einmal der Länge nach einritzen. Die Form in den kalten
Ofen schieben. Ca. 60 Minuten bei 200° backen. Mit einem
Holzstäbchen einstechen. Wenn noch Teig kleben bleibt, weitere
5 Min. backen. Wenn kein Teig kleben bleibt, das Brot mit einem
Messer aus der Form lösen und auf ein Kuchengitter stürzen.

Schnelle Leinsamen-Brötchen (für 12 Brötchen)

500 gr	Mehl	1	Ei
500 gr	Quark	1 Päckchen	Backpulver
40 gr	Leinsamen	etwas	Salz

Alle Zutaten zu einem glatten Teig verkneten. Daraus 12 Bällchen formen, etwas flach drücken, die obere flache Seite kreuzweise einritzen. Mit etwas Wasser anfeuchten und nach Wunsch noch mit Leinsamen, Sonnenblumen- oder Kürbiskernen verzieren. Bei 180° C ca. 20 min backen.

Schotensalat mit Bries

200 g	Bries	1 EL	Butterschmalz
4 EL	Leinöl	4	Salbeiblätter
	Salz, Pfeffer	4 EL	Apfelessig
400 g	Erbsenschoten		

Bries wässern, bis sich alle Blutreste gelöst haben, dabei das Wasser mehrmals wechseln. Bries waschen, in 3/4 l Wasser mit 2 EL Essig und Salz zum Kochen bringen und etwa 15 Minuten schwach sieden lassen. Das Bries kalt abschrecken, Haut abziehen und in Scheiben schneiden. Die Schoten waschen. 6 EL Wasser mit Salz zum Kochen bringen und die Schoten hineinschütten. Zugedeckt etwa 5 Minuten dünsten, abgießen und die Dünstflüssigkeit auffangen. Schoten zugedeckt warm halten. Den restlichen Essig mit Pfeffer verrühren, das Leinöl und 2 EL von der Dünstflüssigkeit untermischen. Die Marinade über die Schoten gießen. Butterschmalz erhitzen und die Briesscheiben auf jeder Seite 3 Minuten braten und mit den Schoten anrichten. Salbei in Streifen schneiden und über die Schoten verteilen.

Aus: Steinzeitmahlzeit – Achim Werner

Sellerie-Apfel-Salat mit Schafskäse und Haselnüssen

3	Äpfel	40 g	Haselnüsse
2	Knollen Sellerie	6–8 EL	Leinöl
100 g	Schafskäse		Salz

Die Sellerieknollen schälen und in feine Würfel schneiden, in
kochendem Salzwasser kurz blanchieren und dann abkühlen
lassen. Äpfel waschen, entkernen und in kleine Würfel schneiden.
Schafskäse ebenfalls fein würfeln, die Haselnüsse klein hacken
und alles zusammenmischen, etwas ziehen lassen und nach
Bedarf salzen.

Aus: Steinzeitmahlzeit – Achim Werner

Spaghetti mit Leinöl-Pesto und Erbsen (für 2 Portionen)

250 gr	Spaghetti	etwas	Salz
2	Knoblauchzehen	¼ Tasse	Leinöl
4 Tassen	frisches Basilikum	¼ Tasse	Olivenöl
4 TL	Pinienkerne	2 Tassen	Erbsen, frisch oder tiefgek.

Spaghetti nach Anweisung auf der Packung kochen.
Inzwischen das Pesto zubereiten: Knoblauch, Basilikum, Pinien-
kerne, Salz, Leinöl und Olivenöl in einen Küchenmaschine oder
mit einem Mixstab zu einer dicken Paste verarbeiten. Erbsen
bissfest kochen, kalt abschrecken, damit sie ihre Farbe behalten.

Eine halbe Tasse des Nudelwassers zurückbehalten, dann die
Spaghetti abgießen. Nun das Nudelwasser mit ¼ des Pestos
mischen. Die Nudeln in eine große Schüssel geben, Erbsen
hinzufügen und Pesto darüber gießen. Alles gut mischen und
unverzüglich servieren.

Spreewälder Kräuterquark

150 – 200g	Bio-Quark (je Person)		Salz, Pfeffer
1 TL	Zwiebelwürfel	1 EL	Leinöl

Alle Zutaten mischen und ein Bund gehackte Kräuter nach
Geschmack (hier eignet sich z. B. die Kräutermischung »Frank-
furter Grüne Soße«) unterrühren.

Rezept von Oliver Heilmeyer, Chefkoch Hotel »Zur Bleiche«

Tomatensalat mit Minze

500 g	Tomaten	½ TL	Honig
2	große Zwiebeln	1 Prise	Ingwerpulver
	Salz, Pfeffer	½ Tasse	Leinöl
2-3	Pfefferminzblätter	1 EL	Kürbiskernöl

Die Tomaten in Scheiben schneiden. Zwiebeln fein hobeln, die
Pfefferminzblätter, Öl, Essig, Salz, Pfeffer, Honig und Ingwer zu
einer Salattunke vermischen. Die Tomatenscheiben hinzugeben,
alles gut vermischen und servieren.

Aus: Öl-Eiweiß-Kost – Dr. Johanna Budwig

Wildkräutersalat mit Ackersenf und Himbeeren

150 g	Himbeeren	25 g	Wiesenkerbel (Wildkräuter)
30 g	Ackersenfkörner	25 g	Löwenzahn (Wildkräuter)
50 g	Beinwell (Wildkräuter)	10 g	Quendel (Wildkräuter)
25 g	Sauerampfer (Wildkräuter)	50 g	Weizenvollkornbrot
25 g	Schafgarbe (Wildkräuter)	200 ml	Leinöl

Aus den Beinwellblättern die Mittelrippen entfernen und mit den anderen Kräutern mischen und grob hacken. Ackersenfkörner im Mörser zerstoßen, in Leinöl einrühren und über die Kräuter gießen. Das Vollkornbrot in kleine Würfel schneiden, in der Pfanne leicht anrösten, abkühlen lassen und zusammen mit den Himbeeren unter die anderen Zutaten mischen. Mit etwas Salz abschmecken und vor dem Servieren 1 Stunde ziehen lassen.

Wildkräutersalat mit Entenbrust, Himbeeren und Haselnüssen

500 g	Flugentenbrust	100 g	gehackte Haselnüsse
100 g	Giersch (Wildkräuter)	40 g	Schweineschmalz
25 g	Sauerampfer (Wildkräuter)	1	Apfel
10 g	Wiesenkerbel (Wildkräuter)	150 ml	Apfelsaft
150 g	Himbeeren	70 ml	Leinöl

Gierschblätter von den Stängeln befreien, waschen und grob hacken. Aus fein gehacktem Sauerampfer und Wiesenkerbel, geriebenem Apfel, gehackten Haselnüssen, Apfelsaft, Leinöl und etwas Salz ein Dressing zubereiten, über die Gierschblätter geben und ca. 30 Minuten ziehen lassen, danach die Himbeeren unterziehen. Entenbrust in Schmalz ca. 15–20 Minuten anbraten, so dass das Innere noch rosa ist, in Scheiben schneiden und auf dem Salat anrichten.

Aus: Steinzeitmahlzeit – Achim Werner

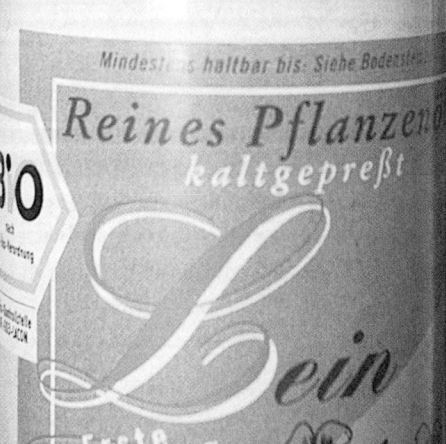

Literatur

A Allgemein

▶ **Apelt K** | Die Konsumtion der wichtigsten Kulturländer i. d. letzten Jahrzehnten / *Verlag von Puttkammer & Mühlbrecht, Berlin / 1899*

▶ **Bauer H** | Tisch und Tafel / *Koehler & Amelang, Leipzig / 1967*

▶ **Becker JH** | Versuch einer Literatur und Geschichte der Nahrungsmittelkunde, 3 Bände / *Stendahl / 1810–1812*

▶ **Beythien A, Dreßler E** (Herausgeber) | Merck's Warenlexikon für Handel, Industrie und Gewerbe / *Manuscriptum, Waltrop / 1996*

▶ **Bickel W** | Deutsche Landesküchen / *Heinrich Villinger Verlagsgesellschaft / 1947/48*

▶ **Biedermann W** | Deutschland im 18. Jahrhundert / *Ullstein, Berlin / 1979*

▶ **Bock E** | Alte Berufe Niedersachsens / *Gerstenberg Verlag, Hildesheim / 1985*

▶ **Böhme U, u.a.** | Alte Textilien im Bauernhaus Schwäbisch-Hall / *Oscar Mahl Verlag / 1984*

▶ **Bomann W** | Bäuerliches Hauswesen und Tagewerk im alten Niedersachsen / *Hermann Böhlaus Nachfolger, Weimar / 1933 o. 1941*

▶ **Brothwell D and P** | Food in Antiquity / *Thames and Hudson, London / 1969*

▶ **Budwig J** | Öl-Eiweiß-Kost / *Sensei Verlag, Kernen / 2004*

▶ **Budwig J** | Flax Oil As a True Aid Against Arthritis Heart Infarction / *Cancer and Apple Publishing, Vancouver / 1996*

▶ **Budwig J** | Krebs – ein Fettproblem / Richtige Wahl und Verwendung der Fette / *Hyperion Verlag, Freiburg / 1998*

▶ **Carper J** | Wundernahrung fürs Gehirn / *Econ, Berlin / 2000*

▶ **Conrad J** | Jahrbücher f. Nationalökonomie u. Statistik Bd. 1881, S. 509-524 / *Gustav Fischer Verlag, Jena / 1881*

▶ **Dambroth M** | Flachs: Züchtung, Anbau und Verarbeitung / *Eugen Ulmer, Stuttgart / 1988*

▶ **Danz JTL** | Versuch einer allgemeinen Geschichte der menschlichen Nahrungsmittel, 2 Bd.

▶ **Deutsch-Renner H** | Ernährungsgebräuche. Ursprung und Wandel / *Springer, Wien, Berlin / 1947*

▶ **Ditt K, Pollard S** | Von der Heimarbeit in die Fabrik / *Ferdinand Schöningh, Paderborn / 1992*

► **Ennulat-Rupp G** | Die Ölmühle: ein Familienschicksal / *Braun, Karlsruhe / 1999*

► **Erasmus U** | Fats that heal and fats that kill / *Alive books, Barnaby / 1993*

► **Fasse M** | Rund um Flachs und Leinen / *Aschendorff, Münster / 2003*

► **Fenton A** | Food in Change. Eating habits from the Middle Ages to the Present Day / *Bell & Bain, Ltd., Glasgow / 1986*

► **Flad M** | Flachs und Leinen: vom Flachsanbau, Spinnen u. Weben in Oberschwaben u. auf d. Alb / *Verlag »Schwäbischer Bauer« GmbH, Ravensburg / 1984*

► **Fritz F** | Leinöl-Tücken: {Schwierigkeiten bei der Leinölverarbeitung mit weiteren Angaben über die Eigenschaften des Leinöls} / *Wissenschaftliche Verlagsgesellschaft mbH, Stuttgart / 1951*

► **Fuchs-Hartmann W** | Gastmahl der Völker / *Hohenstaufen Verlag, Bodman / 1941*

► **Glyn D** | Food in Antiquity / *Thames and Hudson, London / 1969*

► **Goetz W** | Speise und Trank vergangener Zeiten in deutschen Landen / *Schweighauserische Verlagsbuchhandlung, München / 1882*

► **Grimm HU, Ubbenhorst B** | Die Ernährungslüge / *Knaur, München / 2005*

► **Gühring A** | Die Ölmühle Jäger in Marbach am Neckar: das Technische Kulturdenkmal und die Marbacher Mühlengeschichte / *Verlag Adolf Remppis, Marbach / 1999*

► **Haase-Hauptmann E** | Die Gesundheitsküche der Hildegard von Bingen. Ausgewogene und schmackhafte Ernährung für inneres Gleichgewicht und Wohlbefinden / *Mosaik Verlag, München / 1997*

► **Harperscheid M** | Metathese von Leinöl und Leinölfettsäuremethylestern an heterogenen Rheniumkatalysatoren / *Aachen / 1993*

► **Hertzka G, Strehlow W** | Die Küchengeheimnisse der Hildegard-Medizin / *Bauer, Freiburg im Breisgau / 1985*

► **Heyne M** | Das deutsche Nahrungswesen von den ältesten geschichtlichen Zeiten bis zum 16. Jahrhundert / *Hirzel Verlag, Leipzig / 1901*

► **Hintze K** | Geographie und Geschichte der Ernährung / *Thieme Verlag, Leipzig / 1934*

► **Hirschfelder G** | Europäische Esskultur – Geschichte der Ernährung von der Steinzeit bis heute / *Campus Verlag, Frankfurt / 2001*

► **Komlosy A** (Herausgeberin) | Spinnen – Spulen – Weben / *Waldviertler Heimatbund, Horn / 1991*

► **König J** | Geist der Kochkunst (überarb. u. hrsg. von Carl F. von Rumohr) / *Carl F. von Rumohr, Stuttgart / 1822*

▶ **Leuchs JC** | Vollständige Oel- und Fett-Kunde oder theoretisch-praktische Anweisung zur Bereitung, Gewinnung, Aufbewahrung und Verbesserung der fetten Oele, des Talges, des Thrans, des Wachses und aller andern Fettarten: mit Angabe verbesserter Wärmevorrichtungen, Oelmühlen, Pressen u.a. Geräthe; mit 16 Holzschnitten / *Leuchs, Nürnberg / 1832.*

▶ **Lichtenfelt H** | Die Geschichte der Ernährung / *Reimer Verlag, Berlin / 1913*

▶ **Maurizio A** | Die Geschichte unserer Pflanzennahrung von den Urzeiten bis zur Gegenwart / *Verlagsbuchhandlung Paul Parey, Berlin / 1927*

▶ **Möller-Wiering S** | Segeltuch und Emballage – Textilien im mittelalterlichen Warentransport auf Nord- und Ostsee / *VML Verlag Marie Leidorf GmbH, Rahden / 2002*

▶ **Muir AD, Westcott ND** | Flax: the genus Linum / *Taylor & Francis Lt, London, New York / 2003*

▶ **Pehaut Y** | L'histoire de l'alimentation – Chapitel XL, L'invasion des produits d'outre-mer / *Fayard, Paris / 1996*

▶ **Schoneweg E** | Das Leinengewerbe in der Grafschaft Ravensberg / *E. Gundlach Aktiengesellschaft, Bielefeld / 1923*

▶ **Schuster W** | Ölpflanzen in Europa / *DLG-Verlag, Frankfurt / 1992*

▶ **Simopoulos AP, Cleland LG** | Omega-6 / Omega-3 Essential Fatty Acid Ratio: The Scientific Evidence / *Karger, Basel / 2003*

▶ **Singer P** | Was sind und wie wirken Omega-3-Fettsäuren? / *Umschau Zeitschriften Verlag, Breidenstein / 1995*

▶ **Staatliches Museum für Völkerkunde Berlin** | Weben und Wirken / *Ulrich Riemerschmidt, Berlin / 1941*

▶ **Stoll AL** | The Omega-3 Connection – The Groundbreaking Antidepression Diet And Brain Programm / *Fireside Free Press, New York / 2001*

▶ **Tanner A** | Spulen, Weben, Sticken / *Juris Druck (Eigenverlag), Bern / 1982*

▶ **Teuteberg HJ, Wiegelmann G** | Unsere tägliche Kost – Geschichte und regionale Prägung / *F. Coppenrath Verlag, Münster / 1986*

▶ **Teuteberg HJ** | Der Wandel der Nahrungsgewohnheiten unter dem Einfluss der Industrialisierung / *Vandenhoeck & Ruprecht, Göttingen / 1972*

▶ **Teuteberg HJ** | Die Revolution am Esstisch. Neue Studien zur Nahrungskultur im 19./20. Jahrhundert / *Franz Steiner Verlag, Stuttgart / 2004*

▶ **Teuteberg HJ** | European Food History / *Leicester University Press, Leicester, New York; Distributed by St. Martin's Press / 1992*

▶ **Teuteberg HJ** | Zur sozialgeschichtlichen Bedeutung der Kartoffel…, in: Ethnologische Nahrungsforschung: Vorträge des internationalen Symposiums für ethnologische Nahrungsforschung. 2. / *Helsinki / 1973*

▶ **Verband der Deutschen Oelmühlen** | Die Deutsche Oelmühlen-Industrie: Festschrift zum 25 jährigen Bestehen des Verbandes der Deutschen Oelmühlen zur Wahrung ihrer gemeinsamen Interessen e.V. / *Verb. d. Dt. Oelmühlen, Berlin* / *1925*

▶ **Wedler M** | Nichttextile Anwendungsmöglichkeiten von Flachs, Vortrag beim 3. Reutlinger Flachsseminar am 1.–2. 10. 1990 / *Reutlingen* / *1990*

▶ **Weiguny B** | Die geheimnisvollen Herren von C&A / *Eichborn, Frankfurt* / *2005*

▶ **Werner A** | Steinzeit-Mahlzeit / *Isensee, Oldenburg* / *2004*

▶ **Wiegelmann G, Teuteberg HJ** | Der Wandel der Nahrungsgewohnheiten unter dem Einfluss der Industrialisierung / *Vandenhoeck & Ruprecht, Göttingen* / *1972*

▶ **Williams C** | Endstation Gehirn / *Klett-Cotta, Stuttgart* / *2003*

▶ **Wiswe H** | Kulturgeschichte der Kochkunst / *Heinz Moos Verlag, München* / *1970*

B Zu Anhang 1 Krankheiten

ADS, Aufmerksamkeits-Defizit-Syndrom

▶ **Joshi K, Lad S, Kale M, Patwardhan B, Mahadik SP, Patni B, Chaudhary A, Bhave S, Pandit A** | Supplementation with flax oil and vitamin C improves the outcome of Attention Deficit Hyperactivity Disorder (ADHD) / *Prostaglandins Leukot Essent Fatty Acids.* / *2006 Jan; 74(1): 17-21. Epub 2005 Nov 28.*

Allergie

▶ **O'Neill W, McKee S, Clarke AF** | Flaxseed (Linum usitatissimum) supplementation associated with reduced skin test lesional area in horses with Culicoides hypersensitivity / *Can J Vet Res. 2002 October; 66(4): 272–277*

▶ **Rudin D** | The Major Psychoses and Neuroses as Omega-3 Essential Fatty Acid Deficiency Syndrome: Substrate Pellagra / *Biological Psychiatry, Vol.16, No. 9, 1981*

Arteriosklerose

▶ **Bloedon LT, Szapary PO** | Flaxseed and cardiovascular risk / *Nutr Rev 2004 Jan; 62(1): 18–27.*

▶ **Clark WF, Parbtani A, Huff MW, Spanner E, de Salis H, Chin-Yee I, Philbrick DJ, Holub BJ** | Flaxseed: a potential treatment for lupus nephritis / *Kidney Int. 1995 Aug; 48(2): 475–80*

▶ **Ipatova OM, Prozorovskaia NN, Baranova VS, Guseva DA** | Biological activity of linseed oil as the source of omega-3 alpha-linolenic acid / *Biomed Khim. 2004 Jan–Feb; 50(1): 25–43*

▶ **Lucas EA, Lightfoot SA, Hammond LJ, Devareddy L, Khalil DA, Daggy BP, Smith BJ, Westcott N, Mocanu V, Soung do Y, Arjmandi BH** | Flaxseed reduces plasma cholesterol and atherosclerotic lesion formation in ovariectomized Golden Syrian Hamsters / *Atherosclerosis. 2004 Apr; 173(2): 223–9*

▶ **Nestel PJ, Pomeroy SE, Sasahara T, Yamashita T, Liang YL, Dart AM, Jennings GL, Abbey M, Cameron JD** | Arterial compliance in obese subjects is improved with dietary plant n-3 fatty acid from flaxseed oil despite increased LDL oxidizability / *Arteriosclerosis, Thrombosis, and Vascular Biology 1997; 17: 1163–1170*

▶ **Prasad K** | Flaxseed: a source of hypercholsterolemic and antiatherogenic agents. *Drug News perspect / 2000 Mar; 13(2): 99–104*

Bluthochdruck

▶ **Bloedon LT, Szapary PO** | Flaxseed and cardiovascular risk / *Nutr Rev. 2004 Jan; 62(1): 18–27*

▶ **Nestel PJ, Pomeroy SE, Sasahara T, Yamashita T, Liang YL, Dart AM, Jennings GL, Abbey M, Cameron JD** | Arterial compliance in obese subjects is improved with dietary plant n-3 fatty acid from flaxseed oil despite increased LDL oxidizability / *Arteriosclerosis, Thrombosis, and Vascular Biology 1997; 17: 1163–1170*

▶ **Singer P, Jaeger W, Berger I, Barleben H, Wirth M, Richter-Heinrich E, Voigt S, Godicke W** | Effects of dietary oleic, linoleic and alpha-linolenic acids on blood pressure, serum lipids, lipoproteins and the formation of eicosanoid precursors in patients with mild essential hypertension / *J Hum Hypertens. 1990 Jun; 4(3): 227–33*

▶ **Singer P, Wirth M** | Omega-3-Fettsäuren vermindern Blutdruck, Thromboxan B2 und Stressreaktionen bei essentieller Hypertonie / *Ernährungs-Umschau 50, Heft 2: 40–44*

▶ **Spence JD, Thornton T, Muir AD, Westcott ND** | The effect of flax seed cultivars with the differing content of alpha-linolenic acid and lignans on responses to mental stress / *J Am Coll Nutr.2003 Dec; 22(6):494–501*

▶ **Prasad K** | Reduction of serum cholesterol and hypercholesterolemic athero-sclerosis in rabbits by secoisolariciresinol diglucoside isolated from flaxseed / *Circulation. 1999 Mar; 99(10): 1355–62*

▶ **Sano T, Oda E, Yamashita T, Shiramasa H, Ijiri Y, Yamashita T, Yamamoto J** | Antithrombotic and anti-atherogenic effects of partially defatted flaxseed meal using a laser-induced thrombosis test in apolipoprotein E and low-density lipoprotein receptor deficient mice / *Blood Coagul Fibrinolysis. 2003 Dec; 14(8): 707–12*

▶ **Singer P, Jaeger W, Berger I, Barleben H, Wirth M, Richter-Heinrich E, Voigt S, Godicke W** | Effects of dietary oleic, linoleic and alpha-linolenic acids on blood pressure, serum lipids, lipoproteins and the formation of eicosanoid precursors in patients with mild essential hypertension / *J Hum Hypertens. 1990 Jun; 4(3): 227–33*

Brustkrebs

▶ **Dabrosin C, Chen J, Wang L, Thompson LU** | Flaxseed inhibits metastasis and decreases extracellular vascular endothelial growth factor in human breast cancer xenografts / *Cancer Lett. 2002 Nov 8; 185(1): 31–7.*

▶ **Haggans CJ, Travelli EJ, Thomas W, Martini MC, Slavin JL** | The effect of flaxseed and wheat bran consumption on urinary estrogen metabolites in premenopausal women / *Cancer Epidemiol Biomarkers Prev. 2000 Jul; 9(7): 719–25.*

▶ **Thompson LU, Chen JM, Li T, Strasser-Weippl K, Goss PE** | Dietary flaxseed alters tumor biological markers in postmenopausal breast cancer / *Clin Cancer Res. 2005 May 15; 11(10): 3828–35*

▶ **Thompson LU, Rickard SE, Orcheson LJ, Seidl MM** | Flaxseed and it's lignan and oil components reduce mammary tumor growth at al late stage of carcinogenesis / *Carcinogenesis. 1996 Jun; 17(6): 1373–6*

▶ **Wang L, Chen J, Thompson LU** | The inhibitory effect of flaxseed on the growth and metastasis of estrogen receptor negative human breast cancer xenograftsis attributed to both ist lignan and oil componentes / *Int J Cancer. 2005 Sep 20; 116(5): 793–8*

Cholesterinspiegel

▶ **Bhathena SJ, Ali AA, Haudenschild C, Latham P, Ranich T, Mohamed AI, Hansen CT, Velasquez MT** | Dietary flaxseed meal is more protective than soy protein concentrate against hypertriglyceridemia and steatosis of the liver in an animal model of obesity / *Am Coll Nutr. 2003 Apr; 22(2): 157–64*

▶ **Bierenbaum ML, Reichstein R, Watkins TR** | Reducing atherogenic risk in hyperlipemic humans with flax seed supplementation: a preliminary report / *J Am Coll Nutr. 1993 Oct; 12(5): 501–4*

▶ **Bloedon LT, Szapary PO** | Flaxseed and cardiovascular risk / *Nutr Rev 2004 Jan; 62(1): 18–27.*

▶ **Dodin S, Lemay A, Jacques H, Legare F, Forest JC, Masse B** | The effects of flaxseed dietary supplement on lipd profile, bone mineral density, and symptoms in menopausal women: a randomized, double-blind, wheat germ placebo-controlled clinical trial / *J Clin Endocrinol Metab. 2005 Mar; 90(3): 1390–7. Epub 2004 Dec 21.*

▶ **Jenkins DJ, Kendall CW, Vidgen E, Agarwal S, Rao AV, Rosenberg RS, Diamandis EP, Novokmet R, Mehling CC, Perera T, Griffin LC, Cunnane SC** | Health aspects of partially defatted flaxseed, including effects on serum lipids, oxidative measures, and ex vivo androgen and progestin activity: a controlled crossover trial / *Am J Clin Nutr. 1999 Mar; 69(3): 395–402*

▶ **Lee P, Prasad K** | Effects of flaxseed oil on serum lipids and atherosclerosis in hypercholesterolemic rabbits. *Cardiovasc Pharmacol Ther. 2003 Sep: 8(3): 227–35*

▶ **Lucas EA, Lightfoot SA, Hammond LJ, Devareddy L, Khalil DA, Daggy BP, Smith BJ, Westcott N, Mocanu V, Soung do Y, Arjmandi BH** | Flaxseed reduces plasma cholesterol and atherosclerotic lesion formation in ovariectomized Golden Syrian Hamsters / *Atherosclerosis. 2004 Apr; 173(2): 223–9*

▶ **Lucas EA, Wild RD, Hammond LJ, Khalil DA, Juma S, Daggy BP, Stoecker BJ, Arjmandi BH** | Flaxseed improves lipid profile without altering biomarkers of bone metabolism in postmenopausal women / *J Clin Endocrinol Metab. 2002 Apr; 87(4): 1527–32*

▶ **Meshcheriakova VA, Plotnikova OA, Sharafetdinov KhKh, Alekseeva RI, Mal'tsev Glu, Kulakova SN** | Comparative study of effects of diet therapy including eiconol or linseed oil on several parameters of lipid metabolism in patients with type 2 diabetes mellitus / *Vopr Pitan. 2001; 70(2): 28–31*

▶ **Ogborn MR, Nitschmann E, Bankovic-Calic N, Weiler HA, Aukema H** | Dietary flax oil reduces renal injury, oxidized LDL content, and tissue n-6/n-3 FA ratio in experimental polycystic kidney disease / *Lipids. 2002 Nov; 37(11): 1059–65*

▶ **Prasad K** | Flaxseed: a source of hypercholesterolemic and antiatherogenic agents / *Drug News perspect. 2000 Mar; 13(2): 99–104*

▶ **Prasad K** | Reduction of serum cholesterol and hypercholesterolemic atherosclerosis in rabbits by secoisolariciresinol diglucoside isolated from flaxseed / *Circulation. 1999 Mar; 99(10): 1355–62*

Dickdarmkrebs

▶ **Dwivedi C, Natarajan K, Matthees DP** | Chemopreventive effects of dietary flaxseed oil on colon tumor development / *Nutr Cancer. 2005; 51(1): 52–8*

▶ **Jenab M, Rickard SE, Orcheson LJ, Thompson LU** | Flaxseed and lignans increase cecal beta-glucuronidase activity in rats / *Nutr Cancer. 1999; 33(2): 154–8*

▶ **Jenab M, Thompson LU** | The influence of flaxseed and lignans on colon carcinogenesis and beta-glucuronidase activity / *Carcinogenesis 1996 Jun; 17(6): 1343–8*

▶ **Kuijsten A, Arts IC, Hollman PC, van't Veer P, Kampman E** | Plasma enterolignans are associated with lower colorectal adenoma risk / *Cancer Epidemiol Biomarkers Prev. 2006 Jun; 15(6): 1132-6.*

Entzündungen

▶ **Caughey GE, Mantzioris E, Gibson RA, Cleland LG, James MJ** | The effect on humar tumor necrosis factor alpha and interleukin 1 beta production of diets enriched in n-3 fatty acids from vegetable or fish oil / *Am J Clin Nutr. 1996 Jan; 63(1): 116–22*

▶ **Clark WF, Parbtani A, Huff MW, Spanner E, de Salis H, Chin-Yee I, Philbrick DJ, Holub BJ** | Flaxseed: a potential treatment for lupus nephritis / *Kidney Int. 1995 Aug; 48(2): 475–80*

▶ **Heiberg MS, Nordvag BY, Mikkelsen K, Rodevand E, Kaufmann C, Mowinckel P, Kvien TK** | The comparative effectiveness of tumor necrosis factor-blocking agents in patients with rheumatoid arthritis and patients with ankylosing spondylitis: a six-month, longitudinal, observational, multicenter study / *Arthritis Rheum. 2005 Aug;52(8): 2506–12*

▶ **Kinniry P, Amrani Y, Vachani A, Solomides CC, Arguiri E, Workman A, Carter J, Christofidou-Solomidou M** | Dietary flaxseed supplementation ameliorates inflammation and oxidative tissue damage in experimental models of acute lung injury in mice. / *J Nutr. 2006 Jun; 136(6): 1545–51.*

▶ **Schnurr C, Adam O** | Langzeitergebnisse einer Ernährungsintervention bei Patienten mit rheumatoider Arthritis. / *2005*

Krebs

▶ **Li D, Yee JA, Thompson LU, Yan L** | Dietary supplementation with secoisolariciresinol diglycoside (SDG) reduces experimental metastasis of melanoma cells in mice / *Cancer Lett.1999 Jul 19;142(1): 91–6*

▶ **Rickard SE, Yuan YV, Chen J, Thompson LU** | Dose effects of flaxseed and itslignan on N-methyl-N-nutrosourea-induced mammary tumorigenesis in rats / *Nutr Cancer. 1999; 35(1): 50–7*

▶ **Thuy NT, He P, Takeuchi H** | Comparative effect of dietary olive, safflower, and linseed oils on spontaneous liver tumorigenesis in C3H/He mice / *Nutr Sci Vitaminol (Tokyo). 2001 Oct; 47(5): 363–6*

▶ **Waldschläger J, Bergemann C, Ruth W, Effmert U, Jeschke U, Richter DU, Kragl U, Piechulla B, Briese V** | Flax-seed extracts with phytoestrogenic effects on a hormone receptor-positive tumour cell line / *Anticancer Res. 2005 May–Jun; 25(3A): 1817–22.*

▶ **Yan L, Yee JA, Li D, McGuire MH, Thompson LU** | Dietary flaxseed supplementation and experimental metastasis of melanoma cells in mice / *Cancer Lett. 1998 Feb 27;124(2): 181–6*

Niere

▶ **Clark WF, Kortas C, Heidenheim AP, Garland J, Spanner E, Parbtani A** | Flaxseed in lupus nephritis: a two-year nonplacebo-controlled crossover study / *J Am Coll Nutr. 2001 Apr; 20(2 Suppl): 143–8*

► Clark WF, Parbtani A, Huff MW, Spanner E, de Salis H, Chin-Yee I, Philbrick DJ, Holub BJ | Flaxseed: a potential treatment for lupus nephritis / *Kidney Int. 1995 Aug; 48(2): 475–80*

► Ogborn MR, Nitschmann E, Bankovic-Calic N, Weiler HA, Aukema H | Dietary flax oil reduces renal injury, oxidized LDL content, and tissue n-6/n-3 FA in experimental polycystic kidney disease. / *Lipids. 2002 Nov; 37 (11): 1059–65*

► Ogborn MR, Nitschmann E, Weiler H, Leswick D, Bankovic-Calic N | Flaxseed ameliorates interstitial nephritis in rat polycystic kidney disease / *Kidney Int. 1999 Feb; 55(2): 417–23*

► Velasquez MT, Bhathena SJ | Dietary phytoestrogens: a possible role in renal disease protection / *Am J Kidney Dis. 2001 May; 37(5): 1056–68*

► Velasquez MT, Bhathena SJ, Ranich T, Schwartz AM, Kardon DE, Ali AA, Haudenschild CC, Hansen CT | Dietary flaxseed meal reduces proteinuria and ameliorates nephropathy in an animal model of type II diabetes mellitus / *Kidney Int. 2003 Dec; 64(6): 2100–7*

Osteoporose

► Caughey GE, Mantzioris E, Gibson RA, Cleland LG, James MJ | The effect on human tumor necrosis factor alpha and interleukin 1 beta production of diets enriched in n-3 fatty acids from vegetable oil or fish oil / *Am J Clin Nutr. 1996 Jan; 63(1): 116–22*

► Cohen SL, Moore AM, Ward WE | Flaxseed oil and inflammation-associated bone abnormalities in interleukin-10 knockout mice / *J Nutr Biochem. 2005 Jun; 16(6): 368–74*

► Sakaguchi K, Morita I, Murota S | Eicosapentaenoic acid inhibits bone loss due to ovariectomy in rats / *Prostaglandins Leukot essent Fatty Acids. 1994 Feb; 50(2): 81–4*

► Weitzmann MN, Pacifici R | Role of the immune system in postmenopausal bone loss / *Curr Osteoporos Rep. 2005 Sep; 3(3): 92–7.*

Prostatakrebs

► Astorg P | Dietary fatty acids and colorectal and prostate cancers: epidemio-logical study / *Bull Cancer. 2005 Jul; 92(7): 670–84.*

► Brouwer IA, Katan MB, Zock PL | Dietary alpha-linolenic acid is associated with reduced risk of fatal coronary heart disease, but increased prostate cancer risk: a meta-analysis / *J Nutr. 2004 Apr; 134(4): 919–22.*

► Demark-Wahnefried W, Robertson CN, Walther PJ, Polascik TJ, Paulson DF, Vollmer RT | Pilot study to explore effects of low-fat, flaxseed-supplemented diet on proliferation of benign prostatic epithelium and prostate-specific antigen / *Urology. 2004 May; 63(5): 900–4*

▶ **Demark-Wahnefried W, Price DT, Polascik TJ, Robertson CN, Anderson EE, Paulson DF, Walther PJ, Gannon M, Vollmer RT** | Pilot study of dietary fat restriction and flaxseed supplementation in men with prostate cancer before surgery: exploring the effects on hormonal levels, prostate-specific antigen, and histopathologic features / *Urology. 2001 Jul; 58(1): 47–52*

▶ **Lin X, Gingrich JR, Bao W, Li J, Haroon ZA, Demark-Wahnefried W** | Effect of flaxseed supplementation on prostatic carcinoma in transgenic mice / *Urology. 2002 Nov; 60(5): 919–24*

Wechseljahre

▶ **Brooks JD, Ward WE, Lewis JE, Hilditch J, Nickell L, Wong E, Thompson LU** | Supplementation with flaxseed alters estrogen metabolism in postmenopausal women to a greater extent than does supplementation with an equal amount of soy / *Am J Clin Nutr. 2004 Feb; 79(2): 318–25*

▶ **Frische EJ, Hutchins AM, Martini MC, Thomas W, Slavin JL** | Effect of flaxseed and wheat bran on serum hormones and lignan excretion in premenopausal women / *J Am Coll Nutr. 2003 Dec; 22(6): 550–4*

▶ **Hutchins AM, Martini MC, Olson BA, Thomas W, Slavin JL** | Flaxseed consumption endogenous hormone concentrations in postmenopausal women / *Nutr Cancer. 2001; 39(1): 58–65*

▶ **Hutchins AM, Martini MC, Olson BA, Thomas W, Slavin JL** | Flaxseed influences urinary lignan excretion in a dose-dependent manner in postmenopausal women / *Cancer Epidemiol Biomarkers Prev. 2000 Oct; 9(10): 1113–8*

▶ **Lemay A, Dodin S, Kadri N, Jacques H, Forest JC** | Flaxseed dietary supplement versus hormone replacement therapy in hypercholesterolemic menopausal women / *Obstet Gynecol. 2002 Sep; 100(3): 495–504*

▶ **Lucas EA, Lightfoot SA, Hammond LJ, Devareddy L, Khalil DA, Daggy BP, Smith BJ, Westscott N, Mocanu V, Soung do Y, Arjmandi BH** | Flaxseed reduces plasma cholesterol and atherosclerotic lesion formation in ovariectomized Golden Syrian hamsters / *Atherosclerosis. 2004 Apr; 173(2): 223–9*

Bildnachweise

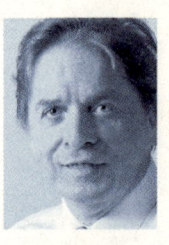

Dr. Hans-Ulrich Grimm

ist Bestsellerautor und Kritiker der Lebensmittel-industrie, er lebt in Stuttgart. Der ehemalige *Spiegel*-Redakteur hat jahrelang Recherchen in der Welt der industrialisierten Nahrungsmittel betrieben. Grimms Bücher – mittlerweile Klassiker der Nahrungskritik – erscheinen bei Droemer Knaur.

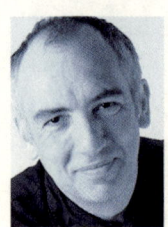

Bernhard Ubbenhorst

ist Wissenschaftsjournalist und Autor.

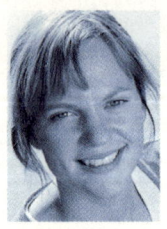

Maike Ehrlichmann

ist Ernährungswissenschaftlerin und Journalistin.

Hans-Ulrich Grimm

Die Ernährungslüge
Wie uns die Lebensmittelindustrie
um den Verstand bringt

Nicht immer ist bei industrieller Kost drin, was draufsteht.
So werden zum Beispiel Nahrungsmitteln lebenswichtige Stoffe
entzogen, die wir für unsere grauen Zellen brauchen; dafür werden
Chemikalien eingebaut, die dem Gehirn schaden.

Hans-Ulrich Grimm klärt über Risiken und Gefahren der
schönen, neuen Nahrungswelt auf. Er zeigt, wie schon eine
einzige Mahlzeit unsere Hirntätigkeit beeinflussen kann, welch
fatale Wirkung Glutamat und Farbstoffe haben und warum
Krankheiten immer häufiger mit der schlechten Qualität unseres
Essens in Verbindung gebracht werden.

*Hans-Ulrich Grimm, dieser hartnäckige Verfolger der Aromen-
fälscher, hat wieder einmal ein Stück Verbraucheraufklärung
veröffentlicht, dessen Wichtigkeit gar nicht hoch genug eingeschätzt
werden kann.*

Wolfram Siebeck in der ZEIT

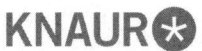

Hans-Ulrich Grimm

Vom Verzehr
wird abgeraten
Wie uns die Industrie mit Gesundheitsnahrung
krank macht

Wussten Sie, dass die Herzschutz-Margarine dem Herzen und
der ACE-Saft dem Embryo schaden kann? Wussten Sie, dass dem
Essen zugesetztes Kalzium vielleicht einen Knochenbruch
verhindert – aber ebenso vielleicht einen Herzinfarkt bewirkt?
Wussten Sie, dass es in Deutschland pro Jahr mehr Vitamintote
als Verkehrstote gibt?

Hans-Ulrich Grimm deckt auf, was im Functional Food wirklich
wirkt – und was den Konsumenten droht. Schon rechnen
Versicherungen mit steigenden Krankheitskosten sowie Produkt-
haftungsfällen und stufen die angeblichen Gesund-Produkte aus
dem Supermarkt als Risiko ein. Grimm zeigt, wie die Geschäfts-
strategien der Industrie unsere Gesundheit aufs Spiel setzen.
Er leuchtet die Wirklichkeit hinter der Werbefassade aus
und untersucht die Methoden der Irreführung. Und Grimm
recherchiert, wie Wissenschaftler aus staatlichen Instituten und
den Labors der Konzerne sich verbrüdern – zum Schaden von
ernährungsbewussten Verbrauchern.

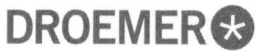

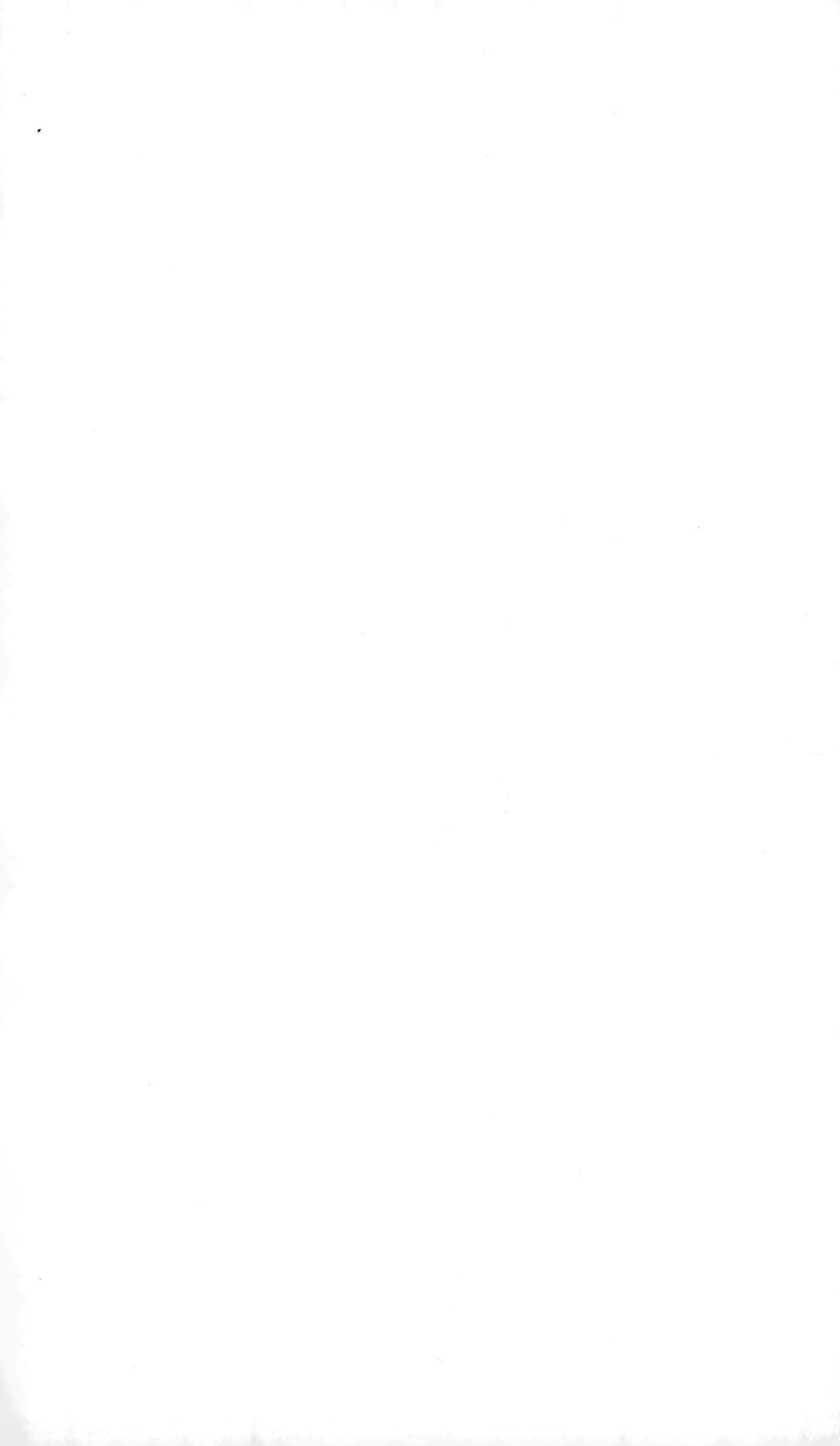

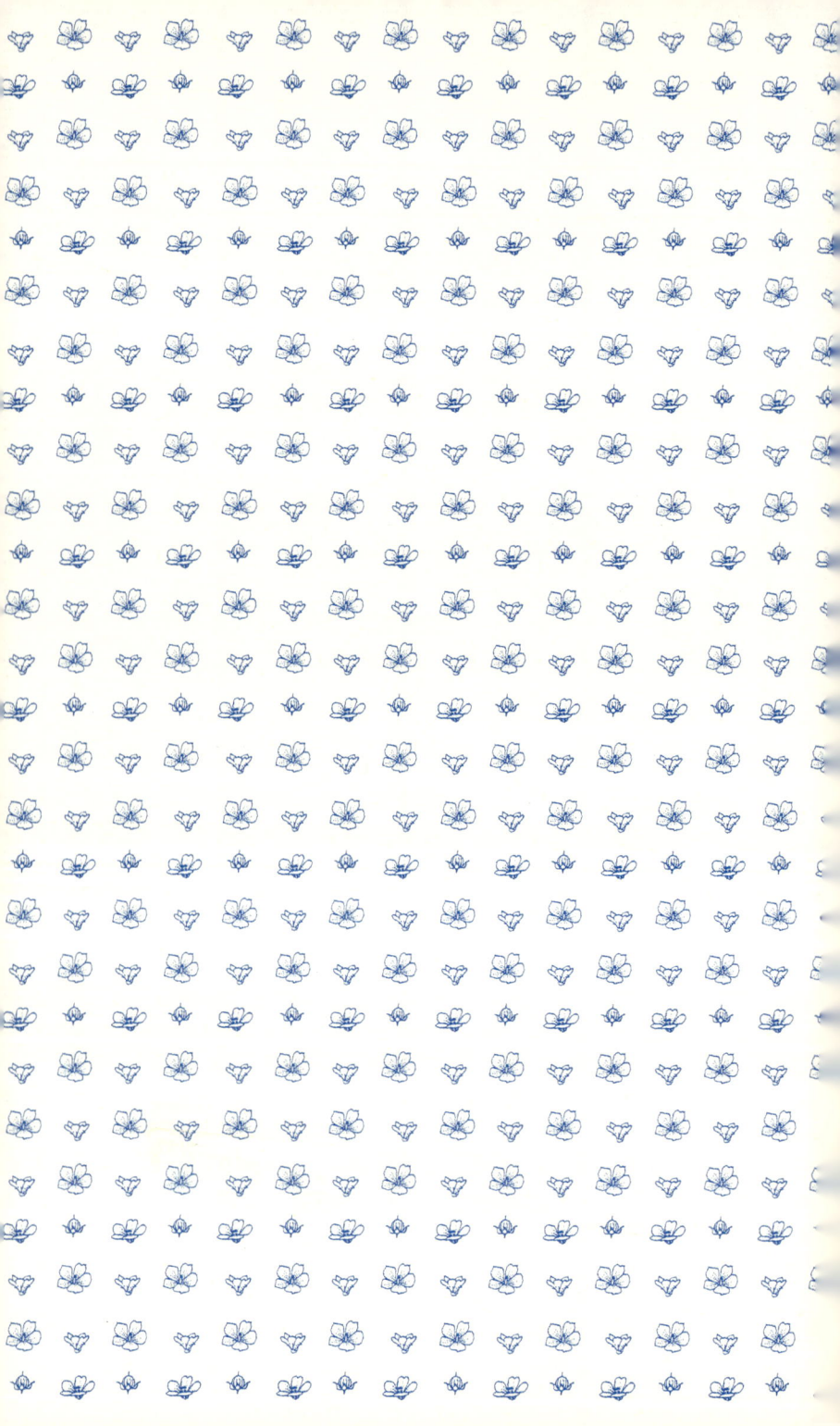